大医释问丛书

一本书读懂
抗癌防癌食物

主编 黄朝阳

U0284914

中原农民出版社

·郑州·

图书在版编目（CIP）数据

一本书读懂抗癌防癌食物/黄朝阳主编 .—郑州：
中原农民出版社，2019.3
（大医释问丛书）
ISBN 978 - 7 - 5542 - 2057 - 3

Ⅰ.①一… Ⅱ.①黄… Ⅲ.①癌－食物疗法

Ⅳ.① R247.1

中国版本图书馆 CIP 数据核字（2019）第 039225 号

一本书读懂抗癌防癌食物
YIBENSHU DUDONG KANGAI FANGAI SHIWU

出版社： 中原农民出版社

地址： 河南省郑州市郑东新区祥盛街 27 号 7 层   **邮编：** 450016

网址： http：//www.zynm.com   **电话：** 0371-65751257

发行： 全国新华书店

承印： 新乡市豫北印务有限公司

投稿邮箱： zynmpress@sina.com

策划编辑电话： 0371-65788677   **邮购热线：** 0371-6513859

开本： 710mm×1010mm   1/16

印张： 7

字数： 99 千字

版次： 2019 年 8 月第 1 版   **印次：** 2019 年 8 月第 1 次印刷

书号： ISBN 978 - 7 - 5542 - 2057 - 3   **定价：** 28.00 元

本书如有印装质量问题，由承印厂负责调换

内容提要

　　中医认为"药食同源"，故食疗也是癌症患者治疗的重要方法之一。本书精选了一些人们经常食用的具有抗癌防癌作用的食物，用通俗的语言介绍这些食物的营养成分、保健功效和注意事项，以及色香味俱全的食疗方，帮助人们科学选择，养成良好的饮食习惯，增强自身的免疫力，用健康的生活方式过好每一天。

目 录

五谷杂粮类

干鲜果品类

蔬菜类

五谷杂粮类

 小麦

【营养成分】小麦种子含淀粉 53%～70%，蛋白质约 11%，糖类 2%～7%，糊精 2%～10%，脂肪约 1.6%，粗纤维约 2%。此外，尚含少量谷甾醇、卵磷脂、尿囊素、精氨酸、淀粉酶、麦芽糖酶、蛋白酶及微量维生素 B_1、维生素 B_2、维生素 E 和抗自由基微量元素等。

【功效和作用】小麦中提炼出来的膳食纤维（膳食纤维是组成细胞壁的重要成分），是人体不能消化或难以消化的物质，不仅能够预防胃癌、结肠癌、直肠癌、肝癌、胰腺癌和胆囊癌的发生，而且可以降低其他大多数癌症的发病率，对于动脉硬化、糖尿病等多种疾病也有预防作用。小麦所含的硒因具有抗自由基作用，所以可以防癌。麦秆中的半纤维素具有高度的抗癌作用，麦秆中提取的多糖类，具有抗肉瘤 S-180 作用。

中医认为，小麦味甘、性平（凉），入心、脾、肾经，具有补气血、益肝肾、健脾和胃、养心宁志、和血、除热、止渴、敛汗的功效。小麦可以作为主食经常食用，还可以作为泄泻、寒痢、气短乏力、骨蒸潮热、盗汗、咽干舌燥、心烦口渴等症的辅助食疗。

特别提醒

因小麦表皮含有许多营养成分，所以带皮食用疗效更好。

【食疗方】

（1）小麦粥

原料：小麦仁 30～60 克。

制作：加水煮成稀粥，分 2 ～ 3 次食用。

特点：香甜可口，可防治化疗后出现的口干、多饮等症。经常食用，具有防癌作用。

（2）小麦煮海带

原料：海带 100 克，小麦 50 克。

制作：海带洗净，与小麦仁加水同煮，至小麦仁烂熟时，滤取汁液，留海带。每次服汁液 10 毫升，同时拣取海带嚼食。每日数次，随时服用，不限时间。

特点：海带含有一种海藻酸钠化合物，它与能致癌的放射性锶（^{90}Sr）有很强的亲和力，可以排出人体内的 ^{90}Sr，从而抑制癌症的发生。海带与小麦仁配伍，可以上达咽喉，滋阴消瘿，软坚散结。适于食管癌、甲状腺癌患者食用。

（3）甘麦大枣汤

原料：小麦仁 10 克，生甘草 10 克，大枣 30 克。

制作：水煎服，每日 1 次。

特点：香甜可口，用于癌症、抑郁症的辅助食疗。

（4）小麦通草汤

原料：小麦仁 30 克，通草 10 克。

制作：水煎服，每日 1 次。

特点：清香怡人。用于前列腺癌、小便淋漓不尽患者的辅助食疗。

 大麦

【营养成分】含蛋白质、脂肪、碳水化合物、钙、磷、铁、维生素 B$_1$、维生素 B$_2$、烟酸、尿囊素等。每 100 克所含磷及烟酸分别为 400 毫克和 4.8 毫克，是谷类食物含磷及烟酸之冠。

【功效和作用】具有益气补中，利水通淋的功效。常用于病后体虚、慢性胃炎、消化不良、肾炎水肿、尿路感染。抗突变活性可能存在于特殊的类脂结构中，从大麦中已分离出酰基葡基固醇。

特别提醒

大便溏泻者不宜。大麦有黏性品种，宜酿酒之用。

【食疗方】

（1）大麦粥

原料：大麦仁 75～100 克，白糖或红糖少许。

制作：先将大麦仁加水煮粥，熟时加入白糖或红糖，调匀。

特点：甘甜爽口，可作早餐或点心食用，用于膀胱癌患者的辅助食疗。

（2）大麦生姜饮

原料：大麦仁 100 克，生姜汁、蜂蜜各适量。

制作：煎汤取汁，加入生姜汁、蜂蜜各 1 匙，搅匀，饭前分 3 次服。

特点：具有和中清热、通淋止痛的功效。用于前列腺癌的淋涩疼痛患者的辅助食疗。

（3）炒麦粉

原料：大麦仁 30 克。

制作：微炒研末服。每次 6 克，温开水送服。

特点：具有益气补中、健脾开胃的功效。用于胃癌、肝癌消化不良患者的辅助食疗。

 荞麦

【营养成分】荞麦蛋白质的含量明显高于大米和小麦，含有丰富的赖氨酸、色氨酸、精氨酸等人体必需的氨基酸，尤其是赖氨酸含量是大米的 2.7 倍、小麦的 2.8 倍、小米的 3.2 倍，维生素 B_1、维生素 B_2 的含量比小麦高 2 倍，钙、磷、铁的含量比大米、面粉高 2～3 倍，胡萝卜素含量也相当高。荞麦所含蛋白质的氨基酸组成比较合理，其蛋白质营养效价为 80，而大米仅为 72，小麦为 59。荞麦还含有多种特殊成分，如叶绿素、苦叶素、荞麦碱、芸香苷（芦丁）等。据中国医学科学院测定，荞麦粉中含有蛋白质10.6%、脂肪2.5%。荞麦粉中含19种氨基酸，人体必需的8种氨基酸齐全且比例合理，赖氨酸含量高达0.67%～1.17%，比燕麦还高42%。此外，荞麦粉中还含有对人体有益的多种矿物质，如铁、镁、锌、铜、钙、硒和多种维生素。随着营养学的发展，一些国家把荞麦视为"高营养保健食品"。

【功效和作用】具有宽肠开胃，消积导滞，消肿解毒，降血压，降血脂，健脑，生发，固齿美容，强身的功效。用于降血脂、降血压、慢性肠炎、慢性菌痢、慢性胃炎、消化不良、脑肿瘤、肺癌等的辅助食疗。本品有化磨食积，解毒祛湿之功。凡湿热所致白浊、淋漓、带下等症均有效，外用可治疗小儿赤丹、红肿热疮，食滞所致泻痢、脘腹胀痛最为适宜。糖尿病患者可用为主粮，有耐饥渴、益气力、续精神的作用。由于缺乏研究，荞麦的各种营养保健价值一直未能发现。近年来，随着科学技术的发展和生活水平的提高，人们发现荞麦具有独特的营养保健价值，同时，其医用价值也不可低估，据北京同仁医院等12家著名医院的临床观察表明，它对治疗和预防糖尿病、冠心病、动脉硬化、高血压等顽症具有明显疗效。国外研究还表明，荞麦具有增强机体免疫力和抗炎防癌作用。荞麦含维生素B_{17}，具有强大的杀伤癌细胞的能力。

特别提醒

偶可引起头晕、皮肤瘙痒等症状；便血者慎用。

【食疗方】

（1）荞面核桃仁

原料：核桃仁、荞麦面各适量。

制作：核桃仁、荞麦面和在一起，焙饼食用。

特点：脆、酥、香，用于脑肿瘤患者的辅助食疗。

（2）荞麦薏苡仁粥

原料：荞麦、薏苡仁、白糖各适量。

制作：水浸捣碎，煮至熟烂，加入白糖适量食用。

特点：味甘可口，具有清热解毒、健脾补肺的功效。用于肺癌患者的辅助食疗。

（3）炒荞麦

原料：荞麦适量。

制作：炒至微焦，研细末，每次6克，温开水送服。

特点：焦、香，具有荡积垢、祛秽浊、消肿毒的功效。用于子宫肿瘤患者的辅助食疗。

 稻米

【营养成分】每100克糙米中含粗纤维1克，可消化粗蛋白质6.9克，钙0.03克，镁0.09克，锌1毫克，锰2.2毫克，维生素E 1.6毫克，维生素B_1 0.31毫克，维生素B_2 0.1毫克等。

【功效和作用】稻米含有一种酶，这种酶能有效地预防癌症。富含植物雌激素的食品，雌激素可调节身体产生激素，可以抑制前列腺癌和乳腺癌。米饭含有大量在小肠中消化不了的淀粉，只有进入结肠后，结肠里的细菌才能将它分解。在分解过程中，淀粉有助于使可能引起癌症的废物加快从消化道排出体外。糙米中还含有较多的抗癌物质谷固醇，能够抑制癌细胞繁殖并使肿瘤缩小。糙米中含有的维生素E能强健血管，促进血液循环，同时提高细胞功能，尤其能清除体内有害物质——过氧化脂质。食用糙米后能消退或减轻焦虑、眩晕、浮肿、便秘、消化不良、皮肤粗糙、腰背酸痛、注意力不集中等症状。

籼米性温味甘，有益气养胃、温中止泻的功效，适用于脾胃虚寒、呕哕、气虚自汗、溏泻之症的辅助食疗。平常人食之，也可利小便，养脾胃。粳米性平味甘，有益气补中，除烦止渴的功效，可以补身体、益脾胃、强身益志、和五脏、壮筋骨、止泻痢。蒸食、煮粥最养人，年老体弱、久病体虚、产妇、幼儿皆宜，久食多食可养颜美容，耳聪目明。糯米又名江米、酒米，味甘，性微温，具有补养脾胃，温中益气的功用。

特别提醒

①尽量多吃些糙米，另外只要米没有发霉，用水淘洗的次数不要太多，以免营养流失过多。②入药以陈年粳米为好；胃酸过多者吃粳米饭不宜过多。③糯米，内有痰热者不宜；多食本品可致大便干燥。④籼米除主要作粮食外，还可酿酒、制淀粉。

【食疗方】

（1）糯米粥空心菜

原料：炒黄糯米 30 克，空心菜叶 30 克，盐、味精、香油各适量。

制作：先将炒黄糯米煮成粥，然后放入空心菜叶烫熟，加盐、味精、香油即可食用。每日 1 次或隔日 1 次。

特点：咸香黏软。用于肾癌等癌症患者的辅助食疗。

方中空心菜又叫蕹菜，含纤维素、胡萝卜素、维生素 C 等，均有抗癌防癌作用。

（2）粳米稀饭

原料：粳米 30 ～ 60 克。

制作：加水适量，煮成稀粥，早晨 1 次服食。

特点：清香怡人，具有和胃补中、祛湿清热、消肿止泻的功效。用于消化道肿瘤患者的辅助食疗。

（3）粳米竹沥粥

原料：粳米 30 克，竹沥 2 汤匙。

制作：将粳米炒香，加水适量研磨，去渣取汁（2 ～ 4 汤匙）。加入竹沥与粳米汁和匀顿服。

特点：醇香可口，具有养阴生津，清热化痰的功效。用于癌症口渴患者的辅助食疗。

（4）糯米山药糊

原料：糯米 500 克，山药 50 克。

制作：将糯米用水浸一夜，沥干，以文火炒熟，与山药共研细末。每晨取服 15～30 克，以沸水调服。

特点：醇香可口，具有温中健脾和胃的功效。用于肠癌患者的辅助食疗。

（5）糯米蜂蜜糊

原料：糯米 30 克，蜂蜜 30 克。

制作：将糯米研为细末，或磨成浆，加水适量，煮成糊状，加入蜂蜜调食。

特点：香甜可口，用于放疗后咽干口渴患者的辅助食疗。

玉米

【营养成分】玉米含有蛋白质、脂肪、膳食纤维、糖类、维生素 B_2、烟酸、维生素 E 及各种微量元素等。尚含槲皮素等活性成分。含有其他禾谷类和豆类粮食中少有的胡萝卜素，丰富的镁、硒和大量的赖氨酸，玉米中含的纤维素比精米、精面粉高 6～8 倍，含玉米油 4.5%，比精米、精面粉高 5～6 倍。玉米油中的亚油酸含量在 60% 以上，玉米中的卵磷脂、谷固醇含量也很高，维生素 B_1、维生素 B_2、烟酸含量亦比精米、精面粉高。此外还含有谷胱甘肽等物质。

【功效和作用】具有补中益胃、除湿利尿的功效，并有抗癌防癌、开胃、利胆、利尿、降血压、降低胆固醇、软化血管、延迟细胞衰老等作用。可以防治多种疾病，如肺癌、食管癌、胃癌、肠癌、喉癌、皮肤癌、乳腺癌、高血压、冠心病、动脉硬化、泌尿系结石和脑功能衰退等。

特别提醒

①玉米在膳食中若能合理搭配，在营养方面还能起到蛋白质互补作用。如将玉米粉与大豆粉以 3：1 的比例配制成混合食品，可将原来的营养价值 60% ～ 64% 提高到 76%；若将玉米面、大豆面、小麦面以各占 1/3 的比例配制成混合食品，亦不提高其营养价值。玉米面做粥或窝头加适量的碱，可使玉米中的结合型烟酸释放出游离型烟酸，为人体所吸收，预防糙皮病。②烧烤食物时配玉米糠可减少致癌物质的吸收。玉米糠可以使煎鱼、烤肉在烹饪过程中形成的致癌物质的作用降低 92%。致癌物质与玉米糠牢牢地结合在一起，而玉米糠基本不会被人体吸收，并很快排出体外。③嫩玉米煮熟后应立即食用，不要久贮，因为鲜玉米极易被黄曲霉菌污染而产生致癌物质。霉烂、变质的玉米中也多含有黄曲霉毒素，故不宜食用。

【食疗方】

（1）玉米饭

原料：玉米 100 克，碾细成渣。

制作：淘洗去玉米渣，加水如常法煮饭。一般作为正餐食用。

特点：香甜可口，具有开胃和中、宽肠、降压、降脂、抗癌防癌的功效。适用于高血压、冠心病、高脂血症、肥胖症、动脉硬化以及癌症患者的辅助食疗。

（2）玉米橘核羹

原料：玉米 100 克，橘核 10 克，丝瓜络 50 克，鸡蛋 1 个，湿淀粉、糖各适量。

制作：玉米煮烂，橘核研成粉；丝瓜络煮水，加入玉米、橘核粉，再煮沸，打匀生鸡蛋下汤中，湿淀粉勾芡，加糖，即可食用。

特点：玉米又称玉蜀黍，性平味甘，调中开胃，含有多种抗癌成分。橘核性平味甘，理气止痛，治乳痈。丝瓜络性平味甘，清热化痰，通经活络，有一定抗癌作用，现代研究丝瓜所含葫芦素 B 对小鼠肉瘤 S-180 的抑制率为 21% ～ 55%。此方宜用于乳腺癌初起疼痛较重者。每日随意食用。

（3）蟾蜍玉米散

原料：活蟾蜍50只，玉米粉1 000克，蜂蜜适量。

制作：蟾蜍饿养2天，洗净，不去头皮肠杂，以水5 000毫升煮3～4小时成烂糊状，用纱布滤去渣后再熬1～2小时，剩500毫升，加入炒熟的玉米粉，拌匀晒干即成。

特点：蟾蜍性凉味辛，破症结，化毒，杀虫，定痛。现代研究发现，蟾毒内酯类物质对多种肿瘤有效，并能不同程度防治放疗、化疗引起的白细胞下降。与玉米二味相合，抗癌解毒和中。据报道，此方长期服用可控制并消除食管癌肿块。应用时先以小剂量服，若无不良反应，可逐渐加大剂量。此方对肝癌、胃癌亦有疗效。每日2次，每次10克，服时加蜂蜜送服，连服3日，停1日继服。

（4）香菇鸡玉米羹

原料：香菇5个，鸡肉60克，玉米粉30克，葱1根，盐、味精各适量。

制作：将香菇浸软，洗净，切细粒；玉米粉用清水适量调糊；鸡肉洗净，切粒；葱去须洗净，切葱花。把玉米糊放入沸水锅内，文火煮5分钟后放鸡肉粒、香菇粒，煮3分钟，放葱花、盐、味精，再煮沸即可。

特点：具有健脾养胃，益气养血的功效。用于胃癌属气血两虚者，表现食欲不振，胃脘隐痛，面色㿠白，体倦乏力。亦用于其他癌症放疗、化疗期间或治疗后气血不足，食少疲倦者。

（5）什锦玉米粥

原料：玉米粉200克，大枣20个，核桃仁20克，炒芝麻、炒花生米各20克，葡萄干15克，白糖25克。

制作：先将大枣去核，与葡萄干一起放入锅内，加水适量煮沸，玉米粉浸湿，慢慢用勺撒进热水中，边撒边搅动，煮成糊状。核桃仁、炒芝麻、炒花生米碾碎，撒入粥内，加白糖（糖尿病患者不加）调匀即可食用。

特点：香甜可口，具有补脾养血、健脑安神、降压降糖、防癌及强身益寿的功效。

（6）莲蓬窝头

原料：玉米粉 400 克，大豆粉 100 克，白糖 500 克，蜜桂花 10 克，精面粉 100 克，苏打少许，绿豆 400 克，油菜 1 500 克。

制作：①先将玉米粉、大豆粉、蜜桂花、精面粉和适量白糖放入盆中，逐渐加入温水揉匀，搓成圆条后揪成小面剂。②蘸凉水将面剂做成上尖而圆、底有小洞的小窝头，上笼蒸熟。③将绿豆煮烂，过罗筛成绿豆泥；油菜剁碎，挤出菜汁，放入绿豆泥中，再加白糖和匀。④把炒锅置火上，下绿豆泥略炒片刻，起锅装入容器中，定型成莲蓬状的绿豆糕。⑤最后，将窝头和绿豆糕拼成莲蓬即成。

特点：此窝头香甜好吃，具有调中和胃、清热解毒、壮骨强身的功效。因玉米及黄豆均有防癌作用。故而，莲蓬窝头可称为老少皆宜的防癌养生食品。

（7）玉龙汤

原料：嫩玉米带须，蝉蜕、蛇蜕各适量。

制作：上 3 味共煮，待玉米熟后，食玉米喝汤。

特点：对急、慢性胃炎有一定的治疗作用，并可作为预防胃癌的辅助食疗。

（8）玉米汤

原料：玉米 80 克，红糖适量。

制作：玉米洗净放入锅中，加水适量，慢火煎成赤褐色汤液，加红糖即成。

特点：玉米性平味甘，调中开胃。现代研究证实，其所含抗癌成分可使致癌物质失去毒性，抑制癌细胞生长。目前欧美国家兴起"玉米热"，常食玉米可以降脂抗癌，健脾益胃。此方适用于胃癌患者，注意霉变玉米不能食用。每日 1 剂，分 4 次服，连服 15 日。

粟米

为禾本科植物粟的种子。北方通称"谷子"，去皮后叫"小米"。

【营养成分】主要含有蛋白质、脂肪、膳食纤维、糖类、胡萝卜素、维生素及钾、钙等。

【功效和作用】具有益脾养肾，清热利水的功效。小米性微寒味甘，有健脾和胃、除湿安眠等功效。对预防肺癌、胃癌、肠癌、喉癌、皮肤癌均有一定作用。

特别提醒

陈年粟米入药优，虚寒患者需慎用。

【食疗方】

粟米丸

原料：粟米适量。

制作：研磨成粉，水泛为丸如梧桐子大小。每次用 15～25 克，加水煮熟。略加食盐少许，空腹连汤饮下。

特点：适于消化道肿瘤及胃呕逆者服用。

 薏苡仁

薏苡仁又称米仁、苡米、苡仁、薏仁、药玉米、水玉米、薏苡米、回回米等。

【营养成分】主要含有蛋白质、脂肪、膳食纤维、碳水化合物、维生素 B_1、维生素 B_2、维生素 E、钾和多种微量元素。

【功效和作用】具有健脾益胃，利水除湿的功效。薏苡仁为广谱抗癌防癌药，主要适用于肺癌、食管癌、胃癌、肝癌、胰腺癌、结肠癌、宫颈癌、绒毛膜上皮癌、膀胱癌、血管肉瘤、横纹肌肉瘤、恶性网状细胞增多症等。也可用于癌症手术后，以防止转移，或可与放疗、化疗并用，既可补充营养，又有防癌之功。可以作为防治癌症的食物或药物单用，也可以和其他药物联合应用。薏苡仁还有利尿、消炎、镇痛、止咳、抗病毒、消疣、抗衰老等作用，对于多种慢性病，如慢性支气管炎、慢性胃肠炎、功能性消化不良、单纯性浮肿等疾病均有一定的临床疗效。中医认为，薏苡仁味甘淡性微寒。功能利水渗湿，舒筋排脓，健脾止泻，可补正气，利肠胃，消水肿，除胸中邪气。对治疗水肿、风湿痹痛、抽筋、脚气、扁平疣有效。

特别提醒

不易煮透，故应用文火较长时间煎煮；肿瘤患者可配伍其他药应用。又因其性较滑利，故孕妇宜慎用。薏苡仁以干燥、优质者入药为佳，凡潮湿、腐烂、发霉者，不宜选用。

【食疗方】

（1）薏苡仁膏（薏米萝卜饮）

原料：薏苡仁 50 克，萝卜 1 500 克。

制作：将萝卜切碎后用布包好，挤出汁液约 500 毫升，加入薏苡仁，蒸 1 小时即成。这种膏可加在茶水中喝，也可加入汤中喝。

特点：味美可口，常吃可祛湿，健脾，和胃。适用于多种癌症患者伴有消化不良、腹胀便溏等症者。

（2）葱头薏苡仁粥

原料：大葱头（连须）5 棵，粳米 50 克，薏苡仁 50 克，白糖适量。

制作：将大葱头连根须洗净切段。粳米与薏苡仁先放入锅中煮粥。粥将熟时放入大葱头继续煮烂，再调入白糖即可趁热食用。每日食 1～2 次，也可隔日食 1 次。

特点：辛辣香甜，味鲜可口。具有辛温通窍、解表散寒、健脾利湿、降脂抗癌的功效。适用于外感风寒、头痛、鼻塞、高脂血症、动脉硬化，以及防治癌症等。葱头，即大葱的连须根部，富含维生素 A、维生素 C，能提高人体的免疫功能，有抗癌作用。药理研究还发现大葱头中含有较多的谷胱甘肽，这种物质有解毒抗癌的功效。以葱白与抗癌药物薏苡仁煮粥食，是不可多得的保健防癌佳品。因葱白有发汗作用，故体虚自汗、多汗者应慎用。

（3）薏苡仁莲子粥

原料：薏苡仁100克，粳米100克，莲子20～30个，冰糖或白糖少许。

制作：先将莲子泡开剥皮去心，与薏苡仁、粳米同煮为粥，放入冰糖或白糖即成。早晚食用。

特点：香甜可口。薏苡仁甘淡而凉，健脾补肺，清热利湿，所含薏苡仁脂具有显著的抗病毒作用，对癌细胞有阻止生长以及杀伤作用。莲子甘平，有补虚益损的功效。此粥常服用有防癌作用，癌症患者食之更为有益。亦可用于病毒感染辅助食疗，如青年扁平疣。

（4）薏苡仁酒

原料：薏苡仁100克，糯米500克，酒曲适量。

制作：将薏苡仁加水适量煮成稠粥，再以糯米加水煮成干饭。将二者拌匀，待冷后加入酒曲适量，待发酵成酒后即可饮用。每日3次，每次10～15毫升。

特点：有独特的酒香风味，具有健脾、利水渗湿、清热、抗癌的功效。适用于胃癌、子宫癌、直肠癌、喉癌、绒毛膜上皮癌等患者服用。本方以薏苡仁酿酒饮用，以酒助药力，宣导药势，其强身保健、抑癌抗癌之效更强。

（5）茯苓薏苡仁粥

原料：生薏苡仁60克（淘洗干净，用醋稍泡半小时），茯苓10克（研粉），小米25克。

制作：以上3味用清水洗净，加水适量同煮成粥，随意服用。

特点：香醇可口。具有健脾补中，清脑祛热，下理脾湿的功效。对癌症患者胃内不和、消化不良、下肢浮肿、气喘咳嗽痰多有辅助治疗作用。特别是对肺癌患者，放疗期间服用，有清肺热、消食祛痰平喘作用。临床上也常作为慢性支气管炎、痰多气喘患者的膳食。

（6）薏苡仁茶

原料：薏苡仁 60 克，大枣 30 克，绿茶 3 克。

制作：先将茶叶用沸水冲泡 5 分钟，取汁。再将薏苡仁与大枣加水煮熟成粥状，兑入茶汁和匀，分 3 次代茶温饮。

特点：粥茶香味与大枣甜味混合，绵软可口。具有健脾利湿，解毒化浊，抗癌防癌的功效。适宜于胃癌、膀胱癌、肠癌等患者的辅助食疗。

（7）薏苡仁兔肉汤

原料：薏苡仁 200 克，荠菜 100 克，净肉重约 250 克的兔 1 只，盐适量。

制作：先将薏苡仁、荠菜洗净，用纱布包好，塞入兔肚内，入锅，加水适量，煮熟，去布包，加盐调味，即成。饮汤或佐餐。

特点：咸香可口，味道鲜美。具有滋阴补虚，抗癌防癌的功效。适宜于膀胱癌术后及放疗后患者的辅助食疗。荠菜含有吲哚类化合物和芳香异硫氰酸等癌细胞抑制剂，与薏苡仁同用具有防癌功效。

（8）薏苡仁菱角汤

原料：薏苡仁、菱角、诃子、紫藤瘤各 10 克。

制法：以上 4 味水煎服，每日 3 次。

特点：此方虽然味道不太好，但是对于肠癌、食管癌、胃肠吻合手术者，以及开腹探查或不能手术者有较好的疗效。日本千叶大学中山恒明观察发现，患者服用后多数食欲增进、体重增加、腹痛消失，长期服用也未见任何副作用。

（9）薏苡仁猪肺粥

原料：猪肺 500 克，薏苡仁 50 克，大米 100 克，葱、姜、盐、味精、料酒各适量。

制作：将猪肺洗净，加水适量，投入料酒，煮七成熟，捞出，改刀切成条丁状备用。将薏苡仁、大米淘净，连同猪肺丁一起放入锅内，并放入葱、姜、盐、味精、料酒作料，以武火煮沸，文火煨熬，米烂即成。食用时，可当饭吃，须经常食用方有效果。

特点：香气扑鼻，味美可口。具有益肺止咳，除湿开胃的功效。主要适用于原发性肺癌气虚久咳不止者。

（10）薏苡仁炖鸡

原料：鸡1只，薏苡仁50克，橙子1个，料酒、盐、葱花、姜丝、胡椒各适量。

制作：鸡以不老不嫩，重1 200～1 400克为宜，去毛及肠杂，洗净；将鸡肉连骨切成约3厘米的方块，放入深锅内，加水适量，放入薏苡仁。先用武火煮沸，继用文火煮约2小时，以鸡肉煮烂拆骨为度。薏苡仁捞出，加入料酒、盐、葱花、姜丝、橙子（挤汁）、胡椒调味即成。薏苡仁不捞出亦可。

特点：香辣可口，具有补益元气、健脾渗湿的功效。适用于子宫绒毛膜上皮癌发生转移者服用。

（11）赤小豆煲猪小肚

原料：生薏苡仁80克，赤小豆80克，绿豆80克，猪小肚6个，陈皮适量，盐少许。

制作：①拣选新鲜猪小肚，翻转猪小肚用盐搓擦，再用清水洗干净，务求除去异味，备用。②生薏苡仁、赤小豆、绿豆和陈皮分别用清水浸透，洗干净，备用。③将以上原料全部放入瓦煲内，加入适量清水，先用武火煲至水沸，然后改用中火煲3小时左右，以少许盐调味，即可饮用。

特点：具有清热解毒，利尿祛湿的功效。适用于泌尿系统癌症（膀胱癌、肾癌）的小腹坠胀、小便不畅或尿液带血者的辅助食疗。也可作夏天利尿消暑的保健食谱。

（12）薏苡仁煲猪脬

原料：猪脬（猪膀胱，猪小肚）1个，猪瘦肉60克，莲子36克，甘草6克，薏苡仁 30 克。

制作：①将莲子（去心）、薏苡仁洗净，水浸半小时；甘草洗净；猪脬用盐搓洗净，放入开水煮 2 分钟，捞出用冷水洗，切块，猪瘦肉洗净，切片。②把全部原料一齐放入锅内，加清水适量，武火煮沸后，文火煮 2 小时，调味即可。

特点：具有健脾益气，利湿除烦的功效。适用于膀胱癌、肾癌等泌尿系统癌症患者，症见下焦湿热、尿急尿频、尿痛或不痛、小便赤浊、虚烦失眠等，宜用此汤作辅助食疗。

（13）薏苡仁水蛇羹

原料：水蛇 1 条，薏苡仁 60 克，湿淀粉适量。

制作：①薏苡仁洗净浸半小时；水蛇去皮、肠脏和头，洗净。②把蛇肉放入锅内，加清水适量，武火煮至蛇骨与肉脱开。去蛇骨，蛇肉撕成丝。放入薏苡仁，文火煮至薏苡仁烂，放少量湿淀粉拌匀，调味即可。随量服用。

特点：具有滋阴清热，利湿解毒的功效。适用于皮肤疣状突起或小结节，或溃烂经久不愈的皮肤癌属湿毒壅结、肌肤失养者的辅助食疗。方中的水蛇又称蛎，性味甘咸寒，无毒，具有益阴解毒功能。

（14）薏苡仁茅根煲鸭

原料：新鲜白茅根 160 克，生薏苡仁 80 克，生地黄 40 克，陈皮适量，老鸭 1 只，盐少许。

制作：①老鸭 1 只，剖开去毛、内脏、皮、肥膏，洗净，切去尾部，放入水中煮 5 分钟左右，取出，用清水洗干净，备用。②新鲜白茅根（无鲜白茅根，可用干品 40 克代替）、生薏苡仁和陈皮，分别用清水浸透，洗干净，备用。生地黄用清水洗干净，备用。③在瓦煲内加入适量清水，先用武火煲至水沸，然后放入以上全部原料，等水再沸起，改用中火继续煲 3 小时左右，以少许盐调味，即可服用。

特点：具有清热利尿，补肾滋阴的功效。适用于出现血尿、腰酸腿软、精神不振、脸色苍白、头晕耳鸣的泌尿系统癌症患者，也适合全家人日常佐餐饮用，既能清热、利小便，又不会伤耗阴津，更有滋补肾阴的作用。用作肺燥流鼻血、皮肤生疮疡、小便不畅、尿黄、排尿刺痛、耳鸣、腰酸等病症的辅助食疗。

（15）薏苡仁百合大枣汤

原料：百合5枝，赤小豆50克，大枣20个，薏苡仁50克，白糖、桂花各适量。

制作：把百合、赤小豆、薏苡仁洗净加水煮至半熟，放入大枣，再煮至熟，酌加白糖、桂花即可。

特点：具有健脾化湿，补血润肺的功效。适用于体质虚弱的癌症患者，尤其适用于肺癌、胃癌、宫颈癌等患者的辅助食疗。

 扁豆

【营养成分】含有蛋白质、脂肪、膳食纤维、糖类、维生素 B_2、烟酸、维生素C、维生素E以及钾、钠、钙等。以及植物血凝素（PHA）及氰苷等含胰蛋白酶抑制剂、淀粉酶抑制剂。

【功效和作用】具有健脾和中，利水化湿的功效。《罗氏会约医镜》："生用清暑养胃，炒用健脾止泻。"可作为脾胃虚弱、不思饮食、呕恶气逆、久泻不止、小儿疳积、妇人带下的食疗补品。煎汤煮水可用于暑湿吐泻、头昏胸满等症的辅助食疗。炒食则健脾功能强，煮用则化湿性能好。现代医学表明，扁豆含植物血凝素，能抑制免疫反应和白细胞的移动，有抗癌作用。肿瘤患者常用可以起辅助治疗作用，并能帮助抗癌药物更好地进入癌细胞发挥药效。凡癌症患者症见暑湿吐泻，脾虚呕逆，食少久泻，水停消渴，赤白带下等均可用之。

特别提醒

种子有黑、白、赤、斑之不同，以色白者为佳；湿热便秘者不宜。

【食疗方】

（1）扁豆甜羹

原料：白扁豆100克，白糖适量。

制作：白扁豆洗净入锅中，加水适量，煮至烂稠，加白糖拌匀即成。

特点：白扁豆性平味甘，具有健脾和中的功效。适于胃癌患者服用，每日食量不限。

（2）姜汁扁豆

原料：鲜嫩扁豆500克，鲜姜50克，醋45克，酱油15克，香油35克，盐1.5克，味精1克。

制作：扁豆择净洗净，切寸段，下沸水中煮熟，捞出控水装盘中。鲜姜去皮切细末，和醋、酱油、香油、盐、味精一起调匀，浇扁豆上即可。

特点：扁豆性平味甘，具有健脾止泻、消暑化湿的功效。此方爽口不腻，适用于大肠癌腹泻者的辅助食疗。

 9 蚕豆

蚕豆又名胡豆、罗汉豆、佛豆、倭豆。

【营养成分】含蛋白质、磷脂、胆碱、巢菜碱苷等。

【功效和作用】具有健脾利湿，防癌的功效。用于肿瘤患者脾虚失运，不欲饮食及水肿。蚕豆含有一种酶，这种酶能有效地预防癌症。蚕豆能抑制致癌物质与正常细胞脱氧核糖核酸的结合，从而起到预防癌症的作用。

特别提醒

不可生食；巢菜碱苷有溶血作用，煮熟后毒性基本消失。

【食疗方】

花生蚕豆汤

原料：花生米120克，蚕豆200克，红糖50克。

制作：将花生米、蚕豆放入锅内加水适量，文火煮，水呈棕红色时可服。

服时加红糖适量，每日 2 次。

特点：适用于肾盂癌患者的辅助食疗。

 赤小豆

赤小豆又名红小豆、小豆、赤豆。

【营养成分】主要含有蛋白质、脂肪、膳食纤维、糖类、胡萝卜素、烟酸、维生素 E 及各种微量元素。还有皂苷等活性物质。

【功效和作用】具有健脾利湿，散血解毒的功效。对水肿胀满、热毒痈疮、乳痈、丹毒等症有效。

特别提醒

无湿邪者慎用；配伍桑白皮治疗水肿，效果亦佳。

【食疗方】

（1）小豆粳米粥

原料：赤小豆 120 克，粳米 30 克。

制作：将赤小豆、粳米加水适量，煮稀粥，每日分 2 次服用。

特点：清香可口，具有清热利湿、消肿排脓的功效，用于乳腺癌患者的辅助食疗。

（2）小豆茅根饮

原料：赤小豆 120 克，白茅根 250 克。

制作：将赤小豆、白茅根加水煮至水干，去白茅根，将赤小豆分次嚼服。

特点：味甘气香，具有健脾利湿、清热凉血、利尿退肿的功效。用于癌症患者兼见水肿的辅助食疗。

 大豆

大豆又名黄豆。

【营养成分】含有丰富的不饱和脂肪酸、磷脂、蛋白质、脂肪、糖类、胡萝卜素和维生素、烟酸、异黄酮及皂苷类等。以及胆碱、叶酸、泛酸、唾液酸、绿原酸、生物素、钙、铁、钾、镁、铜、锌、硒及钼等。

【功效和作用】具有健脾宽中，润燥消水的功效。尚有抗癌防癌的作用。大豆能抗菌消炎，对咽炎、结膜炎、口腔炎、菌痢、肠炎有效。还有降胆固醇与降血糖作用，对治疗高血压、心脏病、糖尿病、肥胖症有效。

特别提醒

食用过多，不宜消化；宜和猪骨头炖汤喝，有补益作用。

【食疗方】

（1）白菜豆腐粉丝煲

原料：白菜300克，豆腐3块，粉丝40克，腐竹40克，生姜1块，盐少许。

制作：①拣选新鲜白菜，用清水洗干净，去头，切短段，放入瓦煲内，备用。腐竹用清水浸软，洗干净，切短段，放在白菜上。粉丝用清水浸软，切短，放在腐竹上。生姜用清水洗干净，刮去姜皮，切1片，备用。②将豆腐切片，放入沸水中稍煮，捞起，沥干水，放在粉丝上，加入生姜片和适量清水，先用武火煲至水沸；然后改用中火继续煲10分钟左右，等白菜熟透，以少许盐调味，即可食用。

特点：具有清热解毒，利尿消肿的功效。适用于口腔癌患者的疼痛、溃疡、饮食不下、进食困难等症状，也是日常美味的保健食品，可防止出现燥热不适、积滞及便秘等现象。

（2）大豆蚝豉猪脊骨

原料：大豆90克，蚝豉60克，猪脊骨250克。

制作：①将大豆洗净，浸半小时；蚝豉洗净；猪脊骨洗净，斩块。②把全部原料一齐放入锅内，加清水适量，武火煮沸后，文火煮2小时，调味即可。

特点：具有健脾养血，益阴除烦的功效。适用于甲状腺癌属阴虚烦热，症见口渴心烦、烦热失眠、胃纳不佳的患者。因大豆易引起胀腹，故消化功能不良者宜饮汤不食豆。

（3）紫菜豆腐鱼头煲

原料：紫菜40克，豆腐2块，罗汉果1/4，鱼头1个，猪瘦肉240克，生姜1块，盐少许。

制作：①鱼头，用清水洗干净，切块备用。紫菜用清水浸透发开，淘洗干净，沥干水，备用。豆腐切成粒状，备用。罗汉果、猪瘦肉分别用清水洗干净，备用。生姜用清水洗干净，刮去姜皮，切1片，备用。②瓦煲内加入适量清水，先用武火煲至水沸，然后放入以上全部原料，等水再沸起，改用中火继续煲2小时左右，以少许盐调味，即可饮用。

特点：具有清热解毒，化痰软坚，滋阴降火的功效。适用于恶性淋巴瘤，颈部、腋下或腹股沟淋巴结肿大，形如桃、李，咳嗽有痰，声音嘶哑等患者。此菜汤鲜甜可口，适合全家人日常佐膳食用。可清热气，解热毒，除痰热，防燥热及防癌。

（4）慈姑豆腐煮鲩鱼

原料：慈姑240克，豆腐2块，鲩鱼肉400克，生姜1块。豆豉酱适量，盐少许，湿淀粉适量。

制作：①拣选新鲜鲩鱼肉，去净鱼鳞，用清水洗干净，抹干鱼肉，用盐腌片刻，蘸上少许湿淀粉，放入锅内，用少许生油将鱼肉两面煎至微黄，铲起备用。②慈姑用清水洗干净，去皮，切开边，用刀背拍扁，备用。生姜用清水洗干净。刮去姜皮，切2片，备用。③用油起锅，下姜、豆豉酱、慈姑爆炒，放入豆腐和适量清水，煮片刻。再放入鲩鱼肉，继续煮至鱼肉熟透，用湿淀粉勾芡即可上碟食用。

特点：具有清热解毒，消疮散结的功效。适用于软组织肿瘤，出现硬结肿块患者。亦可作日常佐膳，有健脾胃、清热气、防燥热的功效。

（5）花生大麦黄豆粉

原料：花生米2 000克，大麦1 000克，大豆1 000克，麸皮1 000克。

制作：以上4味炒熟，合在一起，磨成细粉，根据各人食量大小，用开水冲服，好吃甜食者加白糖，亦可加盐，均能收效。

特点：味鲜可口。具有健脾和胃，清热利湿，益血解毒的功效。适于营养不良，脾胃失调，血友病、血小板减少性紫癜及卵巢癌患者食用。

（6）二仁大枣粥

原料：花生米、大豆、核桃仁、大枣、糯米、红糖各适量。

制作：花生米、大豆浸泡在清水中 12 小时。然后捞出，加清水适量和核桃仁、大枣，武火煮沸，再加糯米，再煮沸后改文火煮熟。吃时加红糖调味。

特点：具有补阳气，壮命门，活血脉，通经络的功效。适用于食管癌、胃癌、乳腺癌、肠癌、皮肤癌等的防治。

刀豆

刀豆又名刀豆子、挟剑豆、大刀豆、马刀豆、刀鞘豆、大弋豆、刀巴豆、泥鳅豆。

【营养成分】刀豆内含植物血凝素、尿素酶、刀豆氨酸，嫩豆中还含有刀豆赤霉素（Ⅰ、Ⅱ），并含蛋白质、淀粉、脂肪等。

【功效和作用】具有温中，下气，止呃，温肾助阳的功效。用于虚寒呃逆、呕吐、胃痛、腰痛、百日咳。

刀豆含植物血凝素。植物血凝素是一种蛋白质或多肽，能激活淋巴细胞转化，促进有丝分裂，增加脱氧核糖核酸及核糖核酸的合成作用。能激活肿瘤患者的淋巴母细胞，但并不产生相应的细胞毒性，具有抗癌作用。

特别提醒

肿瘤患者可以以此佐食，因为凝集素有抗癌作用，不宜生食。

【食疗方】

三豆粥

原料：赤小豆 60 克，黑豆 60 克，刀豆 60 克。

制作：以上 3 味加水适量，煮成粥常食。

特点：具有温肾助阳，消肿排脓，散血止痛的功效。清香可口，适用于肾虚腰痛、肾癌患者的常用食疗。

13 黑豆

【营养成分】主要含有蛋白质、脂肪、膳食纤维、多种维生素及各种微量元素等。

【功效和作用】具有补肾养阴，健脾利湿，缓解毒性的功效。黑豆中含胡萝卜素，胡萝卜素进入人体后可转化为维生素 A，对预防肺癌、胃癌、肠癌、皮肤癌均有一定作用。黑豆中大豆黄酮苷及染料木素有雌激素样作用，可以抑制前列腺癌与乳腺癌。用于青少年须发早白、营养不良性水肿、耳源性眩晕。

特别提醒

过食不易消化；生用偏凉，炒食偏温，宜辨证应用；老年性便秘者慎用；有实热者忌用。老人及有体虚下元亏损之症者宜常食，以煮食为佳，炒食易伤脾壅热。

【食疗方】

黑豆干

原料：黑豆适量。

制作：放入牛胆中，以满为度，悬挂阴干。取豆吞服，每次 5～10 克，温开水送服。

特点：畏五参（人参、玄参、丹参、沙参、苦参）、龙胆、猪肉，忌厚朴。适用于肾癌患者的食疗。

14 豇豆

【营养成分】主要含有蛋白质、脂肪、膳食纤维、糖类、胡萝卜素、维生素 E 和微量元素等。

【功效和作用】具有健脾开胃，利尿除湿的功效。

特别提醒

不宜生食，否则有胀气之感；和赤小豆并用，效果更佳。

【食疗方】

（1）豇豆蕹菜汤

原料：豇豆、蕹菜各 150 克。

制作：将豇豆、蕹菜加适量水进行煎服。

特点：清香可口，具有清热祛湿利尿的功效。适用于肝癌，症见小便黄、淋漓不尽患者。

（2）豇豆糯米草根粥

原料：豇豆、糯米草根各 30 克，旋覆花根 30 克。

制作：水煎服，或炖肉食用。

特点：具有补脾肺，逐水气，坚大便的功效。适用于肠癌，症见便溏患者。

 15 绿豆

【营养成分】含淀粉、脂肪油、蛋白质、维生素、胡萝卜素、烟酸、钙、磷、铁及酰基葡基固醇等。

【功效和作用】具有清热解毒，利水消肿，消暑止渴，降胆固醇，减肥及防癌的功效。用于中暑烦渴、高血压、高血脂、疮毒痈肿、小便不利、水肿腹胀、诸药中毒、糖尿病患者及防癌，尤其防胃癌。绿豆含有一定量胡萝卜素，胡萝卜素进入人体后可转化为维生素 A。对预防肺癌、胃癌、肠癌、皮肤癌均有一定作用。绿豆含锗，增强免疫力，可防癌。绿豆配生甘草与抗癌化学药物同用，能减轻抗癌药物的不良反应。对伴有感染发热的癌症患者服用效果也好。

绿豆防癌抗突变活性可能存在于特殊的酰基葡基固醇的类脂结构中，绿豆中已分离出酰基葡基固醇。流行病学资料显示，韩国人胃癌危险性降低与其常食用绿豆薄饼有关。

特别提醒

服药时不可食用绿豆，其有解药之功，可使药力无效。在熬绿豆汤时，不要加明矾，以免产生二氧化硫和三氧化硫等有害物质。另外，患者若脾胃虚寒明显，要注意以少食为好。

【食疗方】

（1）绿豆海带汤

原料：绿豆100克，海带50克，芸香（臭草）10克，红糖50克。

制作：将海带洗净切丝，与绿豆、芸香同入水煮沸，至绿豆熟烂，加入红糖即成。

特点：具有清热解毒，清暑凉血，利水祛湿的功效。用于甲状腺肿瘤，淋巴瘤患者。方中芸香，又名臭草，性味微苦、凉，含甲基正壬酮、甲基正庚酮、乙酸乙酯、驱蛔素、芦丁和二氢黄酮醇。用于治疗感冒发热和疖疮。也用作防癌食品。

（2）绿豆粥

原料：绿豆适量，粳米100克。

制作：先将绿豆洗净，后以温水浸泡2小时。把粳米洗净，连同绿豆倒入锅中，加水1000毫升，煮至豆烂米开汤稠即成。

特点：具有清热解毒，祛暑止渴的功效。适宜肿瘤患者暑天饮食，也适宜鼻咽癌患者放疗后口干、舌燥、咽痛时饮食。健康人常食亦有防癌作用。

（3）绿豆糯米酿猪肠

原料：猪大肠1段（约40厘米），绿豆、糯米用量2：1（视猪大肠大小而定量），香菇2～3个。

制作：将绿豆、糯米洗净，清水浸3小时，香菇洗净，切细粒；猪大肠洗净。把绿豆、糯米、香菇粒拌匀，调味，放入猪大肠内（不要装太满，并留有少许水），猪大肠两端用线扎紧。把酿好的猪大肠放入瓦煲内，加清水适量煮2小时，取出切厚片，下调味料即可。

特点：具有补中益气、润肠养血的功效。适于肠癌便血或其他癌症体虚肠燥者食用。方中糯米性味甘平，具有补中益气、暖胃和中的作用。香菇能养胃气和抗癌防癌。本食疗方不热又不凉，属平补滋养、益血止血之品。

（4）芸香生地黄煲绿豆

原料：芸香20克，生地黄40克，绿豆120克，陈皮10克，冰糖适量。

制作：将芸香、生地黄分别用清水洗干净，备用。绿豆、陈皮分别用清水浸透，洗干净，备用。瓦煲内加入适量清水，先用武火煲至水沸，然后放入生地黄、绿豆和陈皮，等水再沸起，改用中火继续煲至绿豆烂开花，再放入芸香，稍煮，放入冰糖，并继续煲至冰糖溶化，即可以食用。

特点：具有清热解毒，养阴生津，消肿散结的功效。用于鼻咽癌患者兼见头痛、鼻涕带血、咽喉干燥不适等症状者食用。健康人日常饮用，可以清热气、祛热痰、防身体燥热、生疔疮、皮肤热毒瘙痒、便秘、头痛、咽喉疼痛等。本品对身体虚弱、脾胃虚寒的人不宜多食用。

 16 豌豆

【营养成分】含蛋白质、脂肪、糖类、磷、钙、铁、维生素、胡萝卜素、酰基葡基固醇、止权素等。

【功效和作用】具有化湿和胃，利湿消肿，解毒疗疮，止泻，通乳的功效。用于霍乱吐泻、转筋、湿脚气、痈肿疮疡者的辅助食疗。还有抗癌防癌作用。

特别提醒

对豆类过敏者慎用。

【食疗方】

（1）冬瓜黄瓜丁

原料：鲜豌豆150克，冬瓜150克，黄瓜100克，猪里脊肉200克，花生油 20 克，湿淀粉、盐、味精等调料各适量，肉汤适量。

制作：①将猪里脊肉、冬瓜、黄瓜洗净切成方丁。②在炒锅内加入花生油，烧热后倒入肉丁煸炒，然后倒入豌豆和冬瓜丁，稍炒后加入肉汤适量，烩至基本熟时，放盐和黄瓜丁，起锅前勾适量湿淀粉，加味精等调料，盛盘即可。

特点：具有健脾和胃，滋阴润燥，清热利水的功效。适宜脾虚水肿的肺癌、胃癌、肠癌等患者食用，也适用于健康人以预防癌变。

（2）豆炒猪肉末

原料：鲜豌豆 50 克，猪肉 50 克，花生油、酱油、盐、葱、姜各适量。

制作：①将猪肉剁碎成末，豌豆洗净。②将炒锅内加油烧热，先下姜、葱爆炒，再下猪肉末并加部分酱油煸炒，然后把豌豆放入武火快炒，加盐适量，炒熟即成。

特点：具有健脾和中，利尿解毒，防癌的功效。用于肿瘤患者伴食欲不振及健康人用作防癌菜谱。

17 甘薯

甘薯又称番薯、红薯、山芋、红芋、红苕、白薯、金薯、少薯、地瓜等。

【营养成分】含有多量的糖类、淀粉、蛋白质、维生素、胡萝卜素及多种氨基酸。在大米和面粉等主粮中很稀少的赖氨酸和维生素 A，在甘薯中含量很丰富。甘薯中的维生素 B_1、维生素 B_2 和维生素 C 的含量，也比大米和面粉高得多，其中维生素 B_1 为大米的 7 倍，维生素 B_2 为大米的 4 倍，而维生素 C 的含量甚至比有些水果还高，可跟柑橘类相媲美，并含有丰富的黏液蛋白。

【功效和作用】甘薯中的抑癌提取物，对癌症、白血病等均有抑制作用。甘薯有补虚乏、益气力、和营血、健脾胃、强肾阴、肥五脏的功效。经常食用可防治皮肤癌、鼻咽癌、喉癌、乳腺癌、子宫癌、胃癌、肠癌、睾丸癌、卵巢癌、白血病和夜盲症、便秘、高脂血症、高血压、湿疹等。

特别提醒

吃甘薯要讲科学，否则吃后难以消化，还会出现腹胀、烧心、打嗝、泛酸、排气等不适感。因此，甘薯一定要蒸熟煮透。一是因为甘薯中淀粉的细胞膜不经高温破坏，难以消化；二是甘薯中的"气化酶"不经高温破坏，吃后会产生不适感。甘薯以干蒸为好，吃时要细嚼慢咽，让胃肠慢慢适应。与米面搭配食用，既可减少食后的不适感，又能使蛋白质互补。为防止腹胀，可用少量食盐水将甘薯浸泡10分钟，然后用清水冲洗两遍，做熟后再吃。吃甘薯时吃些咸菜，可防止胃酸过多。

同时切记甘薯不可与柿子同吃。因为吃了甘薯会产生大量胃酸，再吃柿子，会形成不溶于水的结块，难以消化，易得胃结石病。

【食疗方】

（1）甘薯粥

原料：甘薯200克，粳米200克，白糖适量。

制作：将甘薯洗净切成小块，与粳米同入锅内，加水适量煮粥，待粥熟入白糖调味服之。

特点：香甜可口，风味独特。具有健脾胃，养心神，消疮肿，通便，防癌的功效。适用于便秘、便血等患者的辅助食疗。还可防治结肠癌、直肠癌和乳腺癌等多种癌症。食用甘薯粥，既经济实惠，又是一种营养性抗癌的大众化食品。由于甘薯含糖较多，糖尿病患者忌食。

（2）焖甘薯块

原料：甘薯300克，植物油、葱花、盐、味精各适量。

制作：①将红薯洗净，削去外皮，用清水冲洗一遍，切成块。②将锅烧热放油，油热后投入葱花煸香，放入甘薯块煸炒，加入适量清水，放入盐烧沸后，改为小火焖烧至汤汁近干，放入味精，推匀出锅装盘。

特点：具有健脾补肾，润肠通便的功效，健康人常食可预防肠癌、乳腺癌、冠心病，并且能增强免疫力。

18 马铃薯

马铃薯俗称土豆、地蛋、洋芋。

【营养成分】马铃薯含大量淀粉、蛋白质、胶质、维生素、柠檬酸、乳酸、各种盐类及龙葵素。

【功效和作用】具有健脾和胃，益气和中的功效。用于胃痛、便秘、防癌的辅助食疗。

 特别提醒

不能吃发芽的马铃薯，否则可引起中毒，甚至死亡；消化不良者宜少食。

【食疗方】

马铃薯大枣兔肉汤

原料：兔肉250克，马铃薯100克，大枣5个。

制作：将马铃薯去皮，洗净，切开两半；大枣去核、洗净；兔肉洗净，斩块。把全部原料一齐放入锅中，加清水适量，武火煮沸后，文火煮1小时，调味即可。

特点：此汤有健脾益气，解毒养血的功效。癌症化疗期间和治疗后脾胃不足、胃纳欠佳、面色萎黄等患者，可用此汤作辅助食疗。

19 山药

【营养成分】含皂苷、黏液质、胆碱、淀粉、维生素C、黏蛋白、精氨酸、尿囊素等。

【功效和作用】具有补益脾胃，补肺益阴，固肾涩精，强壮抗癌的功效。用于脾胃虚弱、倦怠少食、大便泄泻、肺虚久咳、虚劳咳嗽、肾虚遗精、尿频等患者的辅助食疗。现代常用于癌症放疗、化疗后引起的热盛伤津症、慢性肠炎、慢性胃炎、消化不良、慢性支气管炎、糖尿病、慢性肾炎、小儿遗尿等的食疗。

特别提醒

有实邪者忌用。

【食疗方】

（1）山药茶

原料：山药 250 克。

制作：加水适量，煎沸后，过滤取液，代茶随饮。

特点：具有补气生阴，补肾涩精，补脾养胃，生津益肺，强壮抗癌的功效。适用于烦热口渴、咽干舌燥、糖尿病和癌症放疗、化疗后引起的热盛伤津症。

（2）山药薏苡仁莲肉粥

原料：山药 30 克，薏苡仁 30 克，莲肉（去心）15 克，大枣 10 个，小米 50～100 克，白糖少许。

制作：把山药洗净，切片；薏苡仁洗净；大枣洗净备用。把小米洗净，加水适量，倒入山药、薏苡仁、莲肉、大枣等共煮粥，粥熟后加白糖适量即成。

特点：具有健脾益气的功效，适于食少纳呆、腹胀便溏、疲乏无力的消化道肿瘤患者食用。

（3）洋参怀山炖乳鸽

原料：乳鸽 1 只，西洋参片 15 克，怀山药 30 克，大枣 4 个，生姜 1 片。

制作：将西洋参洗净；怀山药洗净，浸半小时；大枣（去核）、生姜洗净；乳鸽去毛、内脏和脚爪，洗净，斩块。把全部原料一齐放入炖盅内，加开水适量，炖盅加盖，文火炖 2 小时，调味即可。

特点：具有清补益气，健脾养血的功效。肺癌属肺阴亏损者，其他癌症放疗期间和治疗后体倦少气、懒言、咽干口渴、干咳或痰带血丝者，可以用此炖品作食疗。

胃寒（胃脘痛，得热痛减，呕吐清涎，口淡喜热饮，便溏或泄泻而不臭）者不宜饮用此炖品。

干鲜果品类

 菠萝

【营养成分】含有蛋白质、脂肪、膳食纤维、糖类、胡萝卜素、柠檬酸、维生素 B_2、烟酸、维生素 C、钾、钠等。还有一种植物酶，可以分解蛋白质。

【功效和作用】具有生津消暑解渴，消食止泻，清热除烦的功效。不仅可以预防和缓解冠心病和脑血管意外，而且也有防癌好处。菠萝有降低色氨酸热解物诱变的活性，这种抗诱变的物质为叶绿素。菠萝中存在的酸性植物化学成分，能阻止人体内亚硝酸胺的产生，阻止人体内致癌物质的形成。

特别提醒

本品宜食后服用；胃寒者可煎汤饮用。

【食疗方】

菠萝汁

原料：菠萝 1 个。

制作：洗净，去皮和刺，捣烂后，绞取其汁，每次半茶杯，凉开水冲服。

特点：香甜可口，汁液丰富，富有营养。果汁中还有朊酶，有帮助消化蛋白质的特殊功能。治疗癌症放疗、化疗后的不良反应。

2 草莓

【营养成分】草莓果实色红艳丽，酸甜可口，且营养丰富。含有蛋白质、果糖、蔗糖、葡萄糖、柠檬酸、苹果酸、氨基酸、胡萝卜素、膳食纤维、各种维生素及钙、磷、钾等物质。这些营养素对人体骨骼、皮肤和神经系统的生长发育具有良好的促进作用。

【功效和作用】具有促进食欲，增进消化，清肺化痰，补虚补血，润肠通便，防癌的功效。是防治心血管病、便秘、体虚、贫血等的食疗佳果。

饭后吃几枚草莓，可帮助消化，防止食滞腹胀；儿童、老人食之，有滋补作用；肠胃患者食之，可调节肠胃功能。

特别提醒

选购草莓首先要拣新鲜的、个大的。色泽暗淡、无光泽、有水渗出的易腐烂变质，吃后会引起急性胃肠炎，不宜购买。其次，选购草莓一次不要太多。食用前要清洗干净，先摘掉叶、梗，在流水中用清洁纱布或药棉擦洗，随后放入配制好的高锰酸钾消毒液（浓度为1:5000）中浸泡5～10分钟，然后取出再放入另一只已备好冷开水的容器内再浸泡1～2分钟即可食用。最后，暂时不食用的草莓要放入冰箱，放在有盖的碗中，免得污染。存放时间不宜过长，一般以一天为宜，最多不要超过48小时。

【食疗方】

（1）草莓汁

原料：草莓适量。

制作：洗净的鲜果榨成汁，每天早晚各服1杯。

特点：治疗烦热干渴、咽喉肿痛，预防肠癌的发生。

（2）草莓酒

原料：草莓、米酒各适量。

制作：将鲜果包在洁净纱布中绞汁，加入等量米酒拌匀，配成草莓酒，每天早晚各服50克。

特点：具有补虚，除湿，行滞，调气的功效。用于治疗营养不良、体弱消瘦及防癌。

 刺梨

刺梨为蔷薇科植物刺梨的果实。刺梨，蔷薇科，属野生山果。因其外形似梨，表面又布满皮刺，故名。刺梨虽是野果，但也有一定的营养价值。

【营养成分】 含有蛋白质、糖类、脂肪、粗纤维、灰分、钙、磷、铁、胡萝卜素、维生素 C、维生素 P。还含有硒、锌、鞣酸、叶酸等。

【功效和作用】 具有防癌抗癌，降血脂，抗疲劳，延缓衰老的功效。用于防治冠心病、高血压、动脉硬化，又防宫颈癌、乳腺癌及结肠癌。

 特别提醒

身体虚弱、大便溏泻者不宜多饮用。

【食疗方】

刺梨汁饮

原料：鲜刺梨适量，白糖少许。

制作：将鲜刺梨洗净，切碎后，用洁净的纱布绞汁 1 杯，加白糖少许，调味冷饮。频频饮之，常饮有益。

特点：具有健脾消食，清热生津，解毒消暑，抗癌防癌的功效。适用于胃阴不足、食欲减退、热病伤津、口干口渴、小便短赤、高血压、冠心病、动脉硬化等症，对癌症有预防和辅助治疗作用。

4 木瓜

木瓜又名木瓜实、宣木瓜、皱皮木瓜、贴梗海棠。

【营养成分】 含有糖类、蛋白质、脂肪、矿物质、维生素、皂苷、黄酮类、果胶、鞣质、苹果酸、酒石酸、柠檬酸、木瓜素等。

【功效和作用】 具有平肝舒筋，和胃化湿，抑菌，抗癌的功效。用于风湿性关节炎、腓肠肌痉挛、急性胃肠炎、腰肌劳损、胃癌、血管肉瘤、癌性浮肿、骨肉瘤、肺癌、甲状腺癌等患者的辅助食疗。

特别提醒

与带鱼配伍时，因带鱼古称发物，过敏体质者宜慎用。

【食疗方】

木瓜煲带鱼

原料：生木瓜 250 克，鲜带鱼 200 克，酒、油、盐各适量。

制作：生木瓜去皮，洗净切成大块，带鱼去鳃，洗净去内脏，一起放入锅中，加水适量煲汤，煲至鱼肉、木瓜熟透，入酒、油、盐调味，即可进食。喝汤吃鱼肉，每日 1 次，10 天为 1 个疗程。

特点：具有滋补营养，补虚催乳，强身抗癌的功效。适用于妇女产后乳汁缺乏、慢性肝炎、癌症等患者的辅助食疗。

 5 柑橘

柑和橘通称为柑橘，两者功能相似。

【营养成分】 含维生素 C 很丰富，此外还含胡萝卜素、多种维生素、葡萄糖、果糖、橙皮苷、有机酸等。还含有类黄酮、萜烯及鞣花酸等宝贵抗癌物质。

【功效和作用】 橘核具有理气、止痛的作用，可治疗疝气、睾丸肿痛、乳痛、腰痛、膀胱气痛等。具有生津、止渴、利尿、抗癌及保护心血管等功效。用于抗癌防癌和预防心血管疾病。橘络具有通络、化痰、理气、消滞等功效。用橘络泡水饮，可缓解肺结核咯痰、咯血及湿热等症。

特别提醒

脾胃虚寒者不宜；肺寒而哮喘者慎用；痰饮咳嗽者慎用；橘子不宜多食，多食易上火，导致口唇干裂。

【食疗方】

（1）橘子黄瓜汁

原料：橘子1～2个，黄瓜1根。

制作：橘子和黄瓜均去皮，绞取汁液混合，加适量凉开水，随量饮用。

特点：具有凉甜爽口，清热除烦，理气止痛的功效。适用于肝癌（气滞型）、口腔癌等患者的辅助食疗。

（2）柑汁

原料：柑子1个。

制作：绞汁饮服。

特点：酸甜可口，具有生津、止渴的功效。适用于放疗、化疗后出现的口舌干燥症的辅助食疗。

 橄榄

橄榄又名青果、谏果、白榄。

【营养成分】橄榄果肉中主要含蛋白质、糖类、脂肪、钙、磷、铁等矿物质元素，还含有多种维生素，特别是维生素C含量极为丰富。

【功效和作用】橄榄性味甘、涩、平，无毒。具有生津止咳、清利咽喉、化痰涤浊、止泻固精，以及解酒、解毒、防癌等功效。

特别提醒

①橄榄鲜果不宜长期嚼服，可致黏膜细胞变异。②胃酸过多者慎服。

【食疗方】

（1）榄金汁

原料：橄榄500克，郁金25克，白矾25克。

制作：加水煎取浓汁，放入白矾，混匀再煎。每次服20毫升。

特点：具有行气解郁，凉血清热，散瘀化痰的功效。适用于肝癌的防治。

（2）橄榄萝卜汤

原料：鲜橄榄 15 克，鲜萝卜 250 克。

制作：切碎或切片，加水煎汤服。

特点：具有清热生津，止血，解毒的功效。适用于肺癌患者化疗或放疗后不良反应的辅助食疗。

 7 杧果

【营养成分】杧果不仅以品质、色泽、口味均佳而著称于世，而且营养成分的含量也很高，杧果含维生素、胡萝卜素、叶酸、糖类、蛋白质、粗纤维、钙、磷、铁，以及杧果酮酸、异杧果醇酸、阿波酮酸、没食子酸、木槲皮素、杧果苷等。

【功效和作用】自宋代以来，杧果已有相当普遍的医疗效用。李时珍《本草纲目》载，杧果能治疗口渴、经闭、男子小便不利等症。现代医学临床研究发现，杧果叶含有杧果苷成分，能抑制流行性感冒病毒、金黄色葡萄球菌、大肠杆菌、绿脓杆菌；杧果还有行气、消食、益气、止呕的作用；尤其对因吸烟、饮酒过多所引起的肺脏燥涸、干咳、痰结、喉紧等症，能收到润喉、生津止渴之效。研究还表明，杧果不仅有抗癌的药理作用，而且能使肠蠕动增强，使粪便在结肠内停留时间缩短，这对防治结肠癌是很有利的。

特别提醒

曾有吃杧果引起肾炎的报道，为慎重起见，建议肾炎患者忌服。正常人也不宜多食。

【食疗方】

鲜杧果

原料：鲜杧果 1 个。

制作：将杧果洗干净，去核吃肉，每日 3 次。

特点：酸甜可口，香气怡人，适用于咳嗽、气喘、痰多及结肠癌患者的辅助食疗。

 8 猕猴桃

猕猴桃又名藤梨、猕猴梨、阳桃、羊桃、山洋桃、狐狸桃、野梨、杨桃、猴仔梨。

【营养成分】果实含糖、维生素 B_1、维生素C、有机酸、色素、蛋白质、类脂、硫、磷、氯、钠、钾、镁、钙、铁、类胡萝卜素及猕猴桃碱。

【功效和作用】具有解热，止渴，通淋的功效。用于症见烦热、消渴、黄疸、石淋、痔疮等患者。现代研究发现有防癌作用，对食管癌、胃癌、肝癌、喉癌、膀胱癌、大肠癌有防治作用。

特别提醒

猕猴桃性寒，易伤脾阳而引起腹泻，故脾胃虚寒、食少、纳呆者应慎用。如买来的猕猴桃尚不成熟时（摸上去较硬），须经催熟后才能食用。

【食疗方】

（1）猕猴桃

原料：鲜猕猴桃。

制作：将鲜猕猴桃洗净，每日50克，常服。

特点：用于肠癌患者的辅助食疗。

（2）猕猴桃茶

原料：猕猴桃50～100克，大枣25克，绿茶1克。

制作：把猕猴桃、大枣加水煎沸后，再加入绿茶，煮半分钟即可饮用。

特点：具有解热止渴，生津的功效。适用于预防胃溃疡癌变及治疗胃癌。

（3）猕猴桃狗肉汤

原料：猕猴桃250克，狗肉500克。

制作：猕猴桃洗净，狗肉洗净切块，与猕猴桃共置锅中，加水适量，煮至肉烂熟。

特点：猕猴桃性寒味酸甘，具有清热生津、健脾止泻、抗癌防癌的功效。其中所含多肽物质有较强的抑制癌细胞生长作用。狗肉性温味咸，补中益气，温肾助阳，治败疮久不收敛。此方适用于皮肤癌溃烂日久不敛者，对黑色素瘤亦有疗效。每日 1 次，连汤食用，连服 15 日。

 柠檬

柠檬又名黎檬子、宜檬子、药果、柠果、宜母果。

【营养成分】柠檬果实含橙皮苷、柚皮苷、圣草次苷、圣草酚葡糖苷等黄酮类物质，以及柠檬酸、苹果酸、奎宁酸等有机酸，尚含有维生素 B_1、维生素 B_2、维生素 C、烟酸、糖类、钙、磷、铁等成分。

【功效和作用】具有化痰止咳，祛暑生津，和中安胎的功效，用于慢性支气管炎、百日咳、慢性胃炎、维生素 C 缺乏症、妊娠反应等的辅助食疗。现代医学认为有防癌作用。柠檬汁中含有大量柠檬酸盐，可防止肾结石。柠檬酸具有防止和消除皮肤色素沉着作用，橙皮苷、油皮苷有抗炎作用。

特别提醒

胃溃疡、十二指肠溃疡或胃酸过多患者忌用。

【食疗方】

（1）柠檬鸡

原料：光嫩鸡 1 只，鲜柠檬 1 个，蘑菇片 10 克，青豆 10 克，洋葱、生姜、蒜茸、白酒、盐、料酒、湿淀粉、鲜汤、味精、鸡油、白糖、香油、胡椒粉、植物油各适量。

制作：先将光嫩鸡洗净抹干水。取一碗，放入白酒、蒜茸、盐拌匀，抹在鸡身上腌渍 30 分钟，下沸油锅炸一下捞出，倒出热油，趁热锅将洋葱、生姜煸炒后加入料酒、鲜汤、味精、香油、半个柠檬、盐、白糖、胡椒粉和腌鸡水。烧沸后将鸡投入锅中，加盖炖至熟透，捞出大骨，斩块上盆，原汤滤净待用，另一半柠檬剥去皮，去净核，切成薄片，和蘑菇片、青豆一同放入碗中待用。锅中放入原汤，把蘑菇片、柠檬片、青豆、鸡油一起入锅，等烧沸后用湿淀粉勾芡，盛入盆中即成。

特点：具有补虚滋阴，强身抗癌的功效。健康人食用能预防癌症，可用于癌症患者属脾胃虚弱者的辅助食疗。

（2）草莓柠檬汁

原料：草莓80克，柠檬汁90毫升，蜂蜜50毫升，凉开水100毫升。

制作：先将草莓洗净，放入果汁机内，再加入凉开水，搅拌后过滤，然后与柠檬汁和蜂蜜混合即成，经常饮用。

特点：具有清热生津，润肠通便的功效。适用于白血病症见燥热便秘者的辅助食疗。

 枇杷

【营养成分】枇杷皮薄肉厚，质细味甘，果味鲜美，柔软多汁，富有营养，又是传统的药用果品，它含有丰富的蛋白质、糖类、脂肪、维生素及钙、磷、铁、胡萝卜素、苹果酸、柠檬酸、果胶、鞣质等多种营养成分，具有润燥、清肺、宁嗽、和胃、降逆的功效。

【功效和作用】枇杷除鲜品食用外，还可以加工成罐头、果酱、果膏、果酒等。中药中的"枇杷露""枇杷膏"，是用枇杷叶和果加冰糖用文火熬制成的，有清凉、退火、润肺、化痰、止咳、生津、健胃的功效。枇杷叶能清肺下气、治热嗽、止咳逆，中医用为泻火、利尿之药。枇杷中含有的有机酸，能刺激消化腺分泌，增进食欲，帮助消化。枇杷花煎汤服用，可治头痛、伤风等症；枇杷核煎服，能治疗肺热咳嗽、气喘呕吐等。以少量核仁或叶配制清凉饮料，有解暑的作用。枇杷还含有抗癌物质。因此，常食枇杷能防癌症。

特别提醒

脾虚泄泻者忌用。

【食疗方】

冰糖炖枇杷

原料：鲜枇杷90克（去皮和核），冰糖15克。

制作：把鲜枇杷、冰糖加适量的水，炖半小时后食果肉饮水，每天早晚各1次。

特点：具有清凉退火，润肺化痰，止咳生津的功效。用于急、慢性咽喉炎，喉癌患者的辅助食疗。

苹果

【营养成分】含类黄酮、苹果酸、柠檬酸、奎宁酸、酒石酸、鞣酸、果胶、糖类、脂肪、黏液质、维生素、钾、磷及铁等。

【功效和作用】具有润肺生津，解暑除烦，健脾和胃，补心益气，防癌的功效。用于慢性支气管炎、热病口渴、中暑、维生素类缺乏症、防癌、防冠心病及动脉硬化的辅助食疗。

苹果含纤维素，当人们摄取大量含纤维素的食物后，粪便在大肠里停留的时间会缩短，这样致癌物质的浓度也就变得较低，人们就较少得肠癌。

动物实验结果表明，类黄酮对化学物质诱发的癌症具有预防作用。苹果，性味酸、甘、平，无毒。具有健脾开胃，生津止渴的作用。适用于脾虚泄泻、食欲不振、津少口渴等症。苹果皮有和中止呕功效，可用于呕吐。所含丰富的多糖果胶，利于排出人体内的有害物质。

苹果不仅是我国最主要的果品，也是世界四大水果之一。在国外有"每顿饭后吃苹果，医生不会来找我"的民谚，话虽夸张，但亦正是人们对苹果的营养和药用价值的肯定。苹果中含有较多的钾，能与人体过剩的钠盐结合，使之排出体外，当人体摄入钠盐过多时，吃些苹果，有利于平衡体内电解质。苹果又有"智慧果""记忆果"之美称。因苹果不仅含大脑必需的营养素，如糖、维生素、矿物质，而且富含锌元素，锌是构成与记忆息息相关的核酸与蛋白质必不可少的元素。缺锌可使大脑皮层边缘部海马区发育不良，影响记忆力，因此多吃苹果有增进记忆、提高智能的效果。苹果除可作营养保健食品外，还有一定的防治疾病作用。研究表明，吃苹果能减少血液中胆固醇含量，增加胆汁分泌和胆汁酸功能，可避免胆固醇沉淀在胆汁中形成胆结石。实验表明，经常吃苹果的人中，有50%以上胆固醇比不吃苹果的人低10%。苹果能调节肠运动而有通便和止泻的双重作用，这是因为苹果中所含的纤维素能使大便松软和刺激肠蠕动，从而促使大便通畅；另一方面，苹果所含的鞣酸、苹果酸等有机酸有收敛作用，故又能治疗轻度腹泻。高血压患者常食苹果，有一定的辅助治疗作用。

首先，苹果会使胆汁的排出量和胆汁酸的浓度增加，有助于肝脏排出更多的胆固醇从而防止血管硬化；其次，苹果中含有类黄酮，它能抑制血液中低密度脂蛋白的氧化，防止其沉积动脉管壁引起动脉硬化和冠状动脉狭窄。同时，它还能抑制血小板聚集，降低血液黏稠度，减少血管栓塞。

此外，苹果的香气还是治疗抑郁和压抑感的"良药"，经多次试验发现，在诸多气味中，苹果的香气对人的心理影响最大，它具有明显的消除心理压抑感的作用。临床试验证明：精神压抑患者嗅苹果香气后，精神轻松愉快，压抑感消失；失眠患者入睡前嗅苹果香气，能较快地安静入睡。

特别提醒

据文献记载，"多食令人腹胀"，故食时亦应适量。

【食疗方】

苹果山药糊

原料：苹果30克，山药30克。

制作：苹果压汁、山药碾末混合调匀，分 2 次服。

特点：具有补脾养胃，益肺养阴的功效。适用于胃癌、肠癌消化不良患者的辅助食疗。

 葡萄

【营养成分】含葡萄糖、果糖、少量蔗糖、木糖、酒石酸、草酸、柠檬酸、苹果酸。又含类黄酮、各种花色素的单葡萄糖苷、双葡萄糖苷、无机盐、蛋白质、钙、磷、铁、胡萝卜素、多种维生素等。

【功效和作用】具有补益气血，强筋健骨，通利小便，抗癌防癌，防心脏病，防动脉阻塞的功效。红葡萄含黄素，经肠细菌作用后能生成一种强力的抗癌物质。

研究发现，葡萄中含有的一种化合物具有较强的抗癌功能，葡萄中含有的白藜芦醇可以防止健康细胞癌变，并能抑制已恶变细胞的扩散。所有的葡萄酒中都含有一定的白藜芦醇，但红葡萄酒中这种物质的含量最高。葡萄味甘而酸、性平。具有补益气血，生津止渴，强筋骨的作用。适用于气血不足、头晕乏力及津少口渴、腰膝酸软、小便淋涩、浮肿尿少等症。

美国《科学》杂志发表的一项研究报告指出，葡萄具有抗癌的作用，而红葡萄和红葡萄酒的抗癌效力尤其显著，这是美国研究人员用老鼠和细胞做实验所得到的初步研究结果。

科学家们已经在包括葡萄、桑树和花生在内的 70 多种植物中发现了白藜芦醇，其中葡萄及葡萄制品中白藜芦醇含量最高。所有的葡萄酒中都含有一定的白藜芦醇，但红葡萄酒中含量最高。同时证实，葡萄皮中的白藜芦醇含量也高。因此，研究癌症的专家向人们提出防癌的新建议：多吃葡萄，尤其是多吃带皮的红葡萄。

特别提醒

口服少量葡萄种子油，可利胆，降低胃酸度，量大有致泻作用。

【食疗方】

（1）葡萄藕生地汁

原料：葡萄汁、藕汁、生地黄汁、蜂蜜各 50 克。

制作：以上 4 味共煮沸为汁，频饮。

特点：具有补益脾胃，凉血止血，通利小便的功效。用于肾盂癌患者的辅助食疗。

（2）葡萄蜜膏

原料：鲜葡萄汁 500 毫升，蜂蜜 250 克。

制作：鲜葡萄榨取鲜汁，取 500 毫升入锅中，文火煎熬浓缩至黏稠如膏，加入蜂蜜，煮沸，冷却后贮于瓶中。

特点：葡萄性平味甘，具有益气补血、除烦解渴、抗癌的功效。蜂蜜补虚润燥，解毒，治干咳久咳。此方适用于鼻咽癌阴亏者，症见烦热口渴、咽干舌燥、咽痛声嘶等。每日 3 次，每次 1 汤匙，用沸水冲化饮用。

13 桑葚

桑葚又名桑葚子、黑桑葚、桑葚青、桑枣、桑果、桑实。

【营养成分】 含糖、鞣质、苹果酸、芸香苷、花青素苷、多种维生素、胡萝卜素。桑葚油的脂肪主要为亚油酸和少量的硬脂酸、油酸等。

【功效和作用】 具有滋补肝肾，养血祛风的功效。可防治肠癌、鼻咽癌、肝癌、乳腺癌、宫颈癌及各种泌尿生殖系统癌症。

桑葚可食，也可药用。李时珍《本草纲目》记载，桑葚具有止消渴、利五脏、通血气、令人聪明生精神和治瘰疬结核、小儿白秃、阴症腹痛等功效。王士雄《随息居饮食谱》记载桑葚："滋肝肾，充血液，止消渴，利关节，解酒毒，祛风湿，聪耳明目，安魂镇魄。"现代研究证实，桑葚性寒、味甘，有滋养补血的功效，对贫血、神经衰弱、高血压等均有一定的疗效。还可用于肝肾血虚所致的头晕目眩、耳鸣、失眠、便秘、须发早白、腰膝酸软、瘰疬等症。

特别提醒

脾胃虚寒、大便溏泻者不宜；肾虚无热者慎服。

【食疗方】

桑葚膏

原料：鲜桑葚1 000克。

制作：绞取汁液，煎熬成稀膏，加蜂蜜300克，一同熬至稠膏，待冷备用，每次1汤匙，以沸水冲服。

特点：对肺癌、肠癌、胃癌等症见肾虚及肠道燥热、大便干结的辅助治疗有一定作用。

 14 山楂

山楂又名山里红、红果、映山红果、胭脂果、酸枣、山梨、棠棣子、海红、酸楂。

【营养成分】含山楂酸、酒石酸、胡萝卜素、维生素、黄酮类、内酯、糖类及苷类、鞣质、蛋白质、脂肪、钙、磷、铁等。

【功效和作用】具有消食健脾，行气散瘀的功效。用于肉食积滞、胃脘胀满、小儿疳积、菌痢、肠炎、瘀血经闭、产后瘀阻、心腹刺痛、疝气、高脂血症等病的辅助食疗。目前临床上常用其治疗消化道及妇女生殖系统恶性肿瘤。

牡荆素是山楂中所含有的一种具有抗癌作用的成分。山楂既是营养丰富的食品，又是药用价值很高的传统中药。中医认为，山楂味酸甘，性微温，具有开胃消食、化滞消积、活血化瘀、止呕止痛、收敛止泻、驱虫解毒等功效，是重要的消导药物，也是妇科常用药。近年来，经临床试验证实，山楂所含的解脂酶能促进脂肪分解，各种有机酸可提高蛋白质分解酶的活性，故有助消化、健脾胃的作用。山楂含有黄酮类药物成分，对心血管系统有多方面的药理作用，能扩张冠状动脉，舒张血管，增加冠脉血流量，改善心脏活力，兴奋中枢神经系统，具有降血脂、降血压、强心和抗心律不齐等作用。

因而是心脑血管疾病的良药。特别对高血压患者有明显的疗效。故冠心病、高血压、高血脂患者，适量常食山楂或其加工制品，是很有裨益的。山楂还有抗癌作用，山楂中所含的维生素C能促进抗体的形成，对化学致癌物质——亚硝酸胺有阻断作用。又发现，山楂所含的牡荆素衍生物，是一种较强的抗癌化合物。其含的槲皮黄苷、金丝桃苷，具有扩张气管、促进气管纤毛运动、祛痰平喘等作用，这为扩大山楂的应用范围提供了线索。山楂种子含苦杏仁苷，用山楂种子煎水服，在体外对癌细胞实验，抑制率达50%～70%。

特别提醒

脾胃虚弱而积滞者不宜；低血压患者宜少用。

【食疗方】

（1）山楂汤

原料：山楂60克，红糖适量。

制作：加水煎汤，用红糖调味。空腹温服。

特点：酸甜可口，具有健胃消食，活血生新的功效。对肝癌血瘀腹痛者有辅助疗效。

（2）山楂鲍鱼

原料：鲍鱼150克，山楂20个，白糖适量。

制作：①鲍鱼剖腹去内脏后洗净，入锅中煮熟，切成条状，盛入碗中。②山楂洗净，去核，加白糖制成泥状。③用山楂泥拌鲍鱼食用。

特点：具有滋阴和胃，活血生新的功效。适用于宫颈癌、卵巢癌、胃癌等患者的辅助食疗。

 15 无花果

无花果又名天生子、蜜果、文仙果、奶浆果、优昙钵、品仙果、映日果、隐花果、明目果。

【营养成分】含氨基酸、葡萄糖、果糖、蔗糖、柠檬酸、延胡索酸、琥珀酸、丙二酸、吡咯烷羧酸、苹果酸、奎宁酸、莽草酸、植物生长激素（茁长素）、维生素B、维生素C、果胶、无花果蛋白酶、生物碱、苷类、树脂等，还含抗癌活性元素镁、锰、铜、锌、硼等。

【功效和作用】具有益肺健胃，清肠止泻，解毒消肿的功效。用于癌症、肺热声嘶、咳痰黄稠、咽喉肿痛、湿热泄泻、痢疾、痔疮、脱肛、痈疮肿毒等病。口服无花果液，能提高免疫细胞的活力，提高人体免疫功能。因而它有抗癌防癌、抗衰防老、缓解癌症疼痛、减轻肿瘤患者对化疗和放疗不良反应的功效。有人用无花果提取液治5例胃癌晚期患者均有疗效，其中2例幽门癌患者效果显著，治疗30～50天后癌肿消失。无花果作为常用的抗癌中药来治疗肺癌、咽喉癌、大肠癌、食管癌、膀胱癌、皮肤癌等，皆有一定的疗效。内服煎汤30～60克，或生食1～2个。据中医药书籍介绍，无花果性平、味甘，无毒，具有清热消肿，润肺利咽，开胃健脾，调理肠道，止泻止痛，净化血液和消除疲劳及通乳等诸多功效。一般常用来治疗咽喉肿痛、食积、泄泻等症；以其树叶水煎成药液坐浴，治疗各种类型的痔疮，每能奏效。此外，民间习惯以无花果和猪瘦肉煲汤，作为慢性支气管炎的辅助食疗，效果满意。有一首民谣是这样说的："无花果，无花果，清心润肺化痰火；门前屋后种一棵，有病不用去张罗。"

特别提醒

贫血及低血压者慎用；可与罗汉果合用。

【食疗方】

（1）无花果

原料：无花果30克，白糖适量。

制作：切碎，炒至半焦。每次10克，加白糖，用沸水冲泡代茶饮。

特点：具有健胃，消肿解毒的功效。对放疗、化疗或癌症手术后肠胃功能失调、便溏腹泻的辅助治疗有一定作用。

（2）百合无花果煲猪肉

原料：百合 40 克，无花果 6 个，陈皮适量，猪肉 300 克，盐适量。

制作：将猪肉、百合、无花果、陈皮分别用清水洗干净，无花果对半剖开成 2 片，备用。瓦煲内加入适量清水，先用武火煲至水沸，然后放入以上全部原料，等水再沸起，改用中火继续煲 3 小时左右，以适量的盐调味，即可以食用。

特点：具有养阴润燥，生津止渴的功效。用于癌症患者手术后，或者放疗、化疗出现有口干口渴、烦躁不安、大便秘结、恶心、饮食无味者的辅助食疗。

（3）无花果粥

原料：无花果 60 克（沸水焯后去皮），粳米 60 克。

制作：无花果、粳米加水煮粥食用，早晚各 1 次。

特点：具有清热解毒，健脾益胃，抗癌防癌的功效。适于肺癌、胃癌、乳腺癌、淋巴肉瘤患者食用。

（4）无花果猪蹄汤

原料：无花果 60 ～ 120 克，猪蹄 500 克，盐、味精各适量。

制作：把无花果洗净，和猪蹄加水适量，以文火炖熟，加盐及味精调味即可服用。

特点：具有益气补血的功效。用于癌症贫血者的辅助食疗。

（5）太子参无花果炖兔肉

原料：兔肉 150 克，太子参 30 克，无花果 60 克。

制作：将太子参洗净；无花果洗净，切片；兔肉洗净，斩块。把全部原料一齐放入炖盅内，加开水适量炖盅加盖，文火炖 2 小时。调味即可。

特点：具有益气养血，清肠解毒的功效。用于肠癌属脾胃虚弱、热毒蕴结者，表现神弱、食欲不振、时有泻痢、腹部不适等患者。若热盛痰滞者注意不宜多饮用。

（6）无花果炖猪肠

原料：无花果 10 个，猪大肠 300 克，调料适量。

制作：猪大肠洗净切段，与无花果共置锅中，加水适量，炖至烂熟，加调料适量。

特点：无花果性平味甘，具有健胃清肠、消肿解毒的功效。含有抗癌成分延胡索酸和补骨脂素，可抑制小鼠肉瘤 S-180 和艾氏腹水癌细胞的生长。猪大肠补虚润肠，以脏养脏。此方适于大肠癌患者。每日 1 次，喝汤吃肠，连服 7 日。

（7）无花果木通汤

原料：干无花果 30 克，木通 15 克。

制作：以上 2 味加水煎煮取汁。每日 1 剂，分 2 次温服。

特点：无花果性平味甘，具有清热解毒，利咽通便的功效。药理实验从无花果中提出苯甲醛可以阻止癌细胞的生长，对多种癌症有效。木通性凉味苦，通利血脉，泻火利水，治疗小便淋涩，木通中所含马兜铃酸（木通甲素）可抑制癌细胞生长。此方适于前列腺癌小便不通患者。

 16 西瓜

【营养成分】西瓜汁含瓜氨酸、精氨酸等多种氨基酸，还含苹果酸、果糖、葡萄糖、蔗糖、维生素 C、胡萝卜素、番茄烃等。

【功效和作用】具有清暑止渴，利尿，抗癌防癌的功效。用于暑热伤津、小便短赤、口舌生疮及预防肺癌、胃肠癌、乳腺癌。

特别提醒

身体虚弱、脾胃虚寒的人不宜多饮。

【食疗方】

（1）西瓜鸡蛋

原料：西瓜 1 个，鸡蛋 2 个，淀粉 50 克，白糖 250 克，面粉少许，植物油适量。

制作：①将西瓜切开，取出瓜瓤，去掉瓜子，切块放在盘内。②把鸡蛋磕开，挑去蛋黄，加入淀粉、面粉，调匀搅打成糊状。③将炒锅置火上把油烧热，把西瓜放在面粉中滚一下，使西瓜蘸匀面粉，再将西瓜蘸匀面糊，逐块下锅，炸至金黄色时捞出。④锅内留底油，放入白糖，炒至糖呈黄色，起小泡时将西瓜倒入，洒水少许，翻炒数次，盛在抹油的盘中，即可食用。

特点：具有清热解暑，除烦止渴，健脾开胃的功效。用作肿瘤患者康复解暑的菜肴。

（2）银耳西瓜盅

原料：西瓜（约2.5千克）1个，白糖10克，银耳20克，冰糖适量。

制作：①先把银耳用水泡发，入锅煮15分钟后倒出冷却备用。②白糖加少许水煮溶备用。③把西瓜外皮洗净，用小刀在上面刻一圈起盖，挖尽瓜瓤，倒些冰糖水在瓜内，把瓜瓤切成小块备用，再倒出瓜内冰糖水不用，将银耳、瓜瓤块、糖水加入瓜内，再冲入冰糖水搅匀，加盖闷一会儿，即可食用。

特点：具有清热解暑，润肺生津的功效。适用于鼻咽癌放疗后热性反应及肝癌、肺癌、白血病、骨肿瘤等阴虚患者的辅助食疗。

（3）西瓜豆腐煲猪肉

原料：西瓜半个，丝瓜300克，豆腐1块，猪瘦肉120克，生姜1片，盐、生抽、植物油各少许，淀粉适量。

制作：①将生抽、植物油各少许和适量淀粉拌匀，调成腌料，备用。②将猪瘦肉用清水洗干净，抹干水剁碎成肉酱，加入腌料，拌匀，使之入味，备用。西瓜去红色瓜瓤（可作生果食），用清水洗净西瓜皮，削去绿色外皮，保留白色部分，切成丝状，备用。丝瓜削去皮，用清水洗干净，切开边，去瓜瓤，切成片状，备用。豆腐用清水漂洗干净，放入沸水中稍煮，捞起，切成粒状，备用。生姜用清水洗干净，刮去姜皮，切一片，备用。③在瓦煲内加入适量清水，先用武火煲至水沸，然后放入西瓜皮、丝瓜、豆腐和生姜片，等水再沸起，改用中火继续煲片刻，放入猪瘦肉，煮至猪瘦肉熟透，以少许细盐调味，即可以食用。

特点：具有清热解毒，养阴生津的功效。适用于日常保健及口腔癌患者的辅助食疗。身体虚弱、脾胃虚寒之人不宜多食。

（4）西瓜大蒜汁

原料：西瓜1个，去皮大蒜100～150克。

制作：将西瓜洗净，挖一个三角形小洞，将去皮大蒜放入其中，再用挖下的瓜盖盖好，盛盘中，隔水蒸熟，趁热饮汁。

特点：具有利水，消肿，解毒的功效。适于肝癌患者食用。

（5）西瓜皮排骨汤

原料：适量西瓜中皮（外皮与瓜瓤之间的白色部分）小块丁，排骨250克，盐、味精各适量。

制作：排骨熬汤八成熟后，放入适量西瓜中皮小块丁，再用文火煮10～20分钟，加入盐、味精后即可食用。

特点：具有清热解毒，生津止渴的功效。对放疗所致的溃疡和鼻咽癌口干舌燥者均有一定的疗效。

（6）西瓜皮炒肉

原料：西瓜皮500克，猪瘦肉150克，生姜10克，盐、淀粉、汤、糖、醋、香油各适量。

制作：先把西瓜皮洗净削去绿皮，切成西瓜丝，加少许盐后挤去汁，备用。生姜洗净切丝备用。把猪瘦肉切成肉丝，用淀粉少许调拌，在武火中速炒后盛出。炒锅内再炒西瓜丝、生姜丝、翻动数次加入肉丝，加适量汤、盐、糖、醋等作料，武火翻炒数下即成。

特点：具有清热解毒，利水降压的功效。适于放疗后口干咽痛、小便不利的癌症患者服用。

（7）西瓜皮汤

原料：西瓜皮30克。

制作：西瓜皮加水2碗，煎成1碗，每日2次分服，连服数日。

特点：香甜可口，具有清热除烦止渴的功效。适用于喉癌患者的辅助食疗。

（8）黄芪西瓜皮汤

原料：生黄芪30克，白茅根30克，肉苁蓉20克，西瓜皮60克。

制作：以上4味同煎取汁频服，每日1剂。

特点：具有利水消肿，补气升阳的功效。适用于膀胱癌患者的辅助食疗。

（9）西瓜牛排骨汤

原料：鲜西瓜皮500克，牛排骨150克，调料适量。

制作：鲜西瓜皮洗净，切去外皮及残留的瓜瓤，切成块状。牛排骨洗净斩块，放入锅中，加水适量，煮沸，加西瓜皮，文火煮20分钟，加调料即成。每日1剂，连服15日。

特点：西瓜皮性寒味甘，解暑止渴，利咽利水，擅治口疮。西瓜皮浸出物含有抗癌的活性物质，可治疗多种癌症和白血病。牛排骨补脾胃，补气血，有抑制肿瘤细胞生长转移的活性物质。此方对口腔癌伴有口腔溃疡、口干咽痛者有效。

 17 柚子

【营养成分】含柚皮苷、枳属苷、新橙皮苷、胡萝卜素、多种维生素、钙、磷、铁、糖类及挥发油。

【功效和作用】具有消食化痰、芳香健胃、行气解酒的功效。适用于消化不良、食欲减少、脘腹胀满、咳嗽痰多、饮酒中毒等症。现代研究发现可作抗癌食品。

特别提醒

低血糖者不宜生食，因为其新鲜果汁含胰岛素样成分；小儿不宜多食。

【食疗方】

柚蜜饮

原料：全柚（含柚皮）1个，酒500毫升，蜂蜜适量。

制作：全柚切成小块，去核，以500毫升酒浸泡24小时后，至锅中，再加 500 毫升凉水煮 20 ～ 30 分钟,以蜂蜜拌匀,时时含咽 1 ～ 2 块。

特点:具有消肿止痛,生津止渴,化痰止痰的功效。适用于鼻咽癌患者的辅助食疗。

18 莲子

【营养成分】含多量淀粉、β-谷固醇、钙、磷、铁和多种维生素、胡萝卜素。还含棉子糖、蛋白质、脂肪等。也含莲碱、荷叶碱、金丝草苷等。

【功效和作用】具有清心醒脾,补中养神,健脾开胃,止泻固精,益肾止带的功效,是滋补佳品。能益气力,除有疾,久服轻身耐老延年。用于小儿营养不良、小儿单纯性消化不良、慢性萎缩性胃炎、慢性支气管炎、慢性肠炎、神经衰弱、遗精、滑精等。

现代医学证明,莲子有一定的防治肿瘤和降血压的作用。药理实验发现,莲子含氧化黄心树宁碱,具有抑制鼻咽癌的能力。莲子心非结晶生物碱 Nn-9,具有较强的降压作用。

特别提醒

腹满痞闷者不宜;大便燥结者慎用。

【食疗方】

(1)莲子怀山羊肉粥

原料:莲子 30 克,怀山药 20 克,羊肉 100 克,大米、油、盐、酱油、葱白各适量。

制作:把莲子浸泡去衣,怀山药捣碎,羊肉剁烂如肉浆,大米淘洗净。加适量清水于锅内,煮沸,加入大米及莲子、怀山药同煲粥,粥成倒入羊肉浆,煮熟时,以油、盐、酱油、葱白调味即成。

特点:此粥具有健脾开胃、补虚、固肠止泻的功效,可预防癌症。

(2)莲子茶

原料:莲子 20 克,茶叶 5 克,冰糖 20 克。

制作：把锅置火上，加茶叶和适量水煮沸，煎煮2次，去渣存汁，待用。莲子放入盆中，用温水泡5小时，倒入锅中，加冰糖后用火烧煮；待莲子烂熟时加入茶叶，略煮即成。

特点：甘美可口，香气怡人。具有养心安神，健脾益肾，美容抗癌的功效。

（3）莲子粥

原料：莲子去心30克，粳米100克，白糖少许。

制作：先将莲子研如泥状，与粳米同入锅中，加水煮成粥，放入少许白糖即可。

特点：莲子性平味甘，具有养心、益肾、涩肠的功效。《本草备要》载："清心除烦，开胃进食，专治噤口痢。"现代研究证明，莲子含有一种能抗鼻咽癌的特殊成分，即氧化黄心树宁碱。所以此方对鼻咽癌有特殊疗效。每日早晚各1次，空腹温服。

19 大枣

【营养成分】含蛋白质、D 葡萄糖、蔗糖、阿拉伯聚糖、脂肪、钙、磷、铁、维生素、胡萝卜素、芦丁、桦木酸、N-去甲基荷叶碱、山楂酸、苹果酸、香豆素类衍生物、鞣质等。维生素 C 每100克大枣内含380～600毫克，比柑橘的含量高7～10倍，故有"天然维生素丸"之称。

【功效和作用】具有补中益气，养血安神，缓和药性的功效。适于胃癌、食管癌、白血病患者食用。饮食养生诀："经常吃大枣，抗癌又防老。"

特别提醒

痰热咳嗽者忌食；脘腹胀满，饮食积滞者慎用。应该指出的是，由于大枣味甘，而"甘能助湿满中"，因而对于湿阻中焦者（症见胃脘痞满、食欲不振，甚则嗳腐吞酸，恶心呕吐，舌苔厚腻）忌用。

【食疗方】

（1）大枣龙眼莲肉汤

原料：龙眼肉15克，莲子15克，大枣15克。

制作：以上3味加水适量，煎汤服用。

特点：具有健脾和胃，补益气血的功效。对脾胃虚弱、气血不足、健忘失眠的癌症患者尤为适用，对放疗、化疗所致的白细胞下降、贫血者有效。

（2）大枣茶

原料：茶叶5克，大枣10个。

制作：茶叶沸水冲泡7分钟后，大枣捣烂成枣泥后加入茶中即成。

特点：具有健脾补虚，养血安神，防癌的功效。适用于癌症患者有夜尿、不思饮食及化疗所致的白细胞减少症的辅助食疗。

（3）大枣粥

原料：大枣50克，粳米90克，冰糖适量。

制作：将大枣和粳米分别洗净，然后同放入锅中熬粥，煮至熟稠，加入冰糖，搅拌均匀，即可食用。

特点：具有补血健脾，安神益气的功效。健康人常食能使肤色红润，增强体质。用于贫血、血小板减少、消化不良的肿瘤患者，也用于化疗所致的白细胞减少症者服用。

（4）大枣糯米鸡

原料：大枣50克，糯米、鸡肉、盐、味精各适量。

制作：大枣去核切碎，再将鸡肉切成丝，将糯米洗净，与盐、味精共放于砂锅或高压锅中蒸熟即成。

特点：具有补中健脾，滋养强壮的功效。尤其对脾胃虚弱、气血不足引起的胃口不佳的肿瘤患者有辅助疗效。

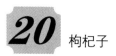 **枸杞子**

枸杞子又名菜杞子、枸杞果、苟起子、枸蹄子、狗奶子、血枸子、枸地

芽子、枸杞豆、血杞子。

【营养成分】含有糖类、脂肪、蛋白质、维生素、钙、磷、铁等。铁、铜含量有所不同，宁夏产的枸杞子其含量较高。据宁夏分析测试中心报道，宁夏枸杞子不同生长期果实中所含的微量元素含量亦不同，发现色变果和成熟果含铁高，每100克中分别为10.9毫克、10.0毫克，幼果含铜、锌、锰高，分别为2.2毫克、4.4毫克、2.3毫克。

【功效和作用】具有补肾益精，养肝明目，滋阴润肺，延缓衰老，防癌抗癌的功效。适用于肝肾虚损、精血不足、腰膝酸软、头昏耳鸣、遗精、不孕、赤白浊、脚气、视力减退等患者辅助食疗。

特别提醒

枸杞子在常温条件下极易生虫，必须注意低温保存，最好是买来后即放入冰箱中，无冰箱者可用密闭容器（瓦罐等）保存。

【食疗方】

（1）枸杞子炖羊脊骨

原料：枸杞子50克，白羊脊骨1具，盐、味精各适量。

制作：把枸杞子洗净，加水煎液澄清；白羊脊骨洗净，剁碎，放入枸杞子澄清液中，以微火煎，去渣，加盐、味精即成。

特点：具有益气补血，健脾补肾的功效。用于癌症患者放疗、化疗后骨髓抑制的辅助食疗。

（2）枸杞子红豆煲乌鸡

原料：红豆80克，枸杞子40克，龙眼肉20克，陈皮适量，乌鸡1只，盐适量。

制作：将乌鸡洗干净，去毛、去内脏，放入沸水中煮5分钟左右捞起，滴干水，备用。红豆、枸杞子用清水浸透，洗干净，沥干水备用。龙眼肉、陈皮分别用清水洗干净，备用。瓦煲内加入适量清水，先用武火煲至水沸，然后放入以上全部原料，候水再沸，改用中火继续煲3小时左右，以适量盐调味，即可以饮用。

特点：具有健脾补血，养心安神，健体养颜的功效。适用于癌症手术后，放疗或化疗期间的白细胞减少者的辅助食疗。

（3）枸杞子茶

原料：枸杞子10克，红茶2克。

制作：将枸杞子加水适量煮沸后加入红茶沏泡15分钟，随时饮用。

特点：具有滋养肝肾，养血明目，强身抗癌的功效。适于肝肾阴虚、视力不良、头晕眼花、腰膝酸软、贫血、癌症体虚等患者食用。

（4）枸杞子粥

原料：枸杞子20克，粳米50克，白糖适量。

制作：将枸杞子、粳米、白糖放入砂锅内，加水500克，用小火煮至沸腾，待米开花，汤稠时，停火闷5分钟即成。

特点：具有滋补肝肾，益精明目的功效。用于健康人防癌，也适于肿瘤患者食用。

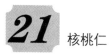 核桃仁

核桃仁又名胡桃仁。

【营养成分】含脂肪油、蛋白质、糖类及微量的钙、磷、铁、胡萝卜素、维生素B$_2$等。还含植物激素。

【功效和作用】具有补肾固精，补肺定喘，润肠通便的功效。用于肾虚腰痛、腿脚酸软、起坐困难、虚寒喘咳或肺肾虚喘、老人肾虚精亏及病后津液不足之肠燥便秘。现代常用于慢性喘息性支气管炎、支气管哮喘、风湿性关节炎、腰肌劳损、泌尿系结石、习惯性便秘、皮炎、湿疹、外耳道疖肿等患者的辅助食疗。还有抗癌防癌的作用。

特别提醒

凡大便溏泻、痰火性咳喘者慎食核桃仁。

【食疗方】

（1）核桃粥

原料：核桃仁25个，大豆300克，大米100克，白及10克，冰糖50克。

制作：将白及和大豆一起炒熟，磨成粉状，然后取浸泡一夜的大米100克，浸泡7分钟的核桃仁25个碾碎，再加水浸泡，用纱布过滤，取其汁液，放入大豆、白及粉、50克冰糖和3杯水煮成粥。

特点：具有通经脉，润血脉，黑须发的功效。常服皮肤细腻光润。此粥是我国著名的京剧表演艺术家梅兰芳先生最喜爱的美容食品。

（2）桂花核桃冻

原料：石花菜15克，核桃仁250克，奶油100克，桂花糖少许，蜂蜜适量。

制作：将核桃仁与石花菜同煮，熬成胶状，再添入其他原料即成。

特点：常吃能起到补肾润肺，润泽肌肤的作用。

（3）乌发酒

原料：何首乌150克，冰糖、红参各10克，核桃仁100克，大枣100克，枸杞子15克，白蜜100克，优质酒1 000克，酥油50克。

制作：以上原料放在一起，浸泡7天后服用。

特点：具有滋补肝肾，养血生发的功效。

 龙眼肉

龙眼肉又名桂圆、桂圆肉、圆肉、龙眼干。

【营养成分】主要含有蛋白质、脂肪、膳食纤维、糖类、胡萝卜素、维生素、钾等。另外，还含有葡萄糖、蔗糖、酒石酸、腺嘌呤、胆碱等。

【功效和作用】具有补益心脾，益气养血，抗癌的功效。用于思虑过度，劳伤心脾所致的失眠、健忘、惊悸、虚劳瘦弱、气血不足、神经衰弱等症。也用于癌症患者气血不足、贫血、白细胞减少及免疫功能低下等。药理研究证明龙眼肉有补血和镇静作用。

特别提醒

阴虚所致大便干燥者不宜；痰湿阻滞者慎用。

【食疗方】

（1）龙眼大枣汤

原料：龙眼肉 15 克，大枣 30 克。

制作：加水煎汤服。

特点：味甘，具有补脾益胃、养血安神的功效。适用于癌症患者有贫血、少食乏力等症的辅助食疗。

（2）龙眼肉茶

原料：龙眼肉 15 克，优质绿茶 2 克。

制作：以上 2 味共置于大茶杯中，加入沸水浸渍，加盖闷 15 分钟，即可随时饮用。

特点：具有补气血，益心脏，抗癌的功效。适用于病后气血虚弱、心悸失眠的患者，以及癌症患者出现气血不足症状，或手术后出现贫血、免疫功能低下或白细胞减少等症状。

（3）龙眼枸杞茶

原料：枸杞子 10 克，龙眼肉 10 克，制黄精 10 克，鸽蛋 4 个，冰糖 50 克。

制作：将枸杞子、龙眼肉、制黄精洗净切碎待用。冰糖敲碎，锅置火上，锅内加入约 750 毫升清水，加入以上中药同煮至沸后约 15 分钟，再把鸽蛋打破后放入锅内，同时将冰糖入锅，同煮至熟即食。

特点：具有滋补肝肾，益气补血的功效。用于肺癌干咳、气血两亏者食用。

（5）龙眼大枣粥

原料：龙眼肉 50 克，大枣 10 个，粳米 100 克。

制作：龙眼肉、大枣用开水冲洗，与粳米同煮为粥食用。

特点：具有益心补血，健脾安神的功效。适合癌症患者有心悸、失眠、健忘者食用，也用于化疗后白细胞减少者食用。

（6）龙眼肉鸡丁

原料：龙眼肉10克，嫩鸡肉200克，核桃仁4个，鸡蛋1个，芫荽50克，盐、白糖、淀粉、香油、食用油、酱油、葱、姜、胡椒面各适量。

制作：①龙眼肉洗净后切成细粒；嫩鸡肉洗净去皮切成半厘米见方的肉丁，用盐、糖、胡椒面拌腌；核桃仁入油炸熟后，切成细粒；鸡蛋磕开加淀粉及水调汁。②炒锅内放油烧热，葱、姜切末爆炒后下鸡丁翻炒，加入酱油，炒至将熟时，下入核桃仁，龙眼肉碎末拌炒，倒入鸡蛋汁，最后加入芫荽末，香油拌匀即成。

特点：具有健脾补肾，益气养血，安神的功效。适用于癌症患者有体质虚弱、贫血、心悸、纳少者食用。

 罗汉果

罗汉果又名拉汗果、假苦瓜。

【营养成分】含有人体所需的多种营养素。含蛋白质、葡萄糖、果糖、多种维生素、亚油酸、油酸、棕榈酸、硬脂酸、棕榈烯酸、肉豆蔻酸、癸酸、月桂酸等。罗汉果尚有一种比蔗糖甜300倍的非糖成分"S-5"，这为肥胖症、糖尿病患者提供了理想的甜味素。

【功效和作用】具有清肺止咳，清热凉血，润肠通便的功效。用于百日咳、痰火咳嗽、血燥便秘、慢性支气管炎、扁桃体炎、咽喉炎、高血压、防治伤风感冒。也是糖尿病患者的理想甜味食品。

在防癌治癌物筛选中，发现罗汉果含有抗癌成分。罗汉果所含的糖苷对抗癌有一定作用。罗汉果性凉、味甘，具有清肺润肠的功效，主治百日咳、痰火咳嗽、血燥便秘等症。叶、根、果毛亦供药用，叶可治顽癣、痈肿，根可敷疮疖，果毛可作刀伤药。

特别提醒

脾胃虚弱而泄泻者不宜久服。

【食疗方】

罗汉果煲猪肺

原料：罗汉果半个至 1 个，猪肺 250 克。

制作：先将猪肺切成小块，挤出泡沫，与罗汉果一起，加清水适量煮汤，调味服食。

特点：具有清热化痰，润肺止咳的功效。对鼻咽癌、喉癌、肺癌以及放疗所引起的口干、咽喉不适、咳嗽痰多等有作用。

 杏仁

【营养成分】含苦杏仁苷，脂肪油含量为 50%，主要为 α 桐油酸；含胆甾醇、雌酮雌二醇；含苦杏仁酶、苦杏仁苷酶及樱苷酶；还含番茄红素及维生素等。

【功效和作用】具有止咳平喘，祛痰，润肠通便的功效。用于咳嗽气喘、肠燥便秘及防癌的食疗。

特别提醒

苦杏仁味苦，有毒性，不宜泡茶服。

【食疗方】

（1）杏仁泥

原料：甜杏仁适量。

制作：将杏仁泡于水中约 1 天，早饭前先把 5 粒杏仁放入嘴里细嚼成泥后一起吞咽。

特点：杏仁中维生素 B_{17} 含量最高，有杀灭癌细胞的功效。经常服用，有抗癌防癌作用。

（2）杏仁茶

原料：甜杏仁6克，绿茶2克。

制作：将杏仁打碎，入砂锅中，加水烧沸，立即将杏仁连沸水冲入放有绿茶的杯中，加盖泡一会儿即可饮用。

特点：具有润肺化痰，消食通便，解毒抗癌的功效。适用于预防肺癌、乳腺癌和肠癌等。

（3）南北杏仁雪耳煲燕窝

原料：南杏仁20克，北杏仁16克，白果10个，雪耳20克，燕窝40克，陈皮适量，猪瘦肉120克，盐、生抽、生油、生淀粉各适量。

制作：将盐、生抽、生油、生淀粉拌匀，备用。猪瘦肉用清水洗干净，抹干水，切成丝状，加入腌料拌匀，使之入味，备用。南杏仁、北杏仁分别去衣，用清水洗干净，备用。白果去壳取肉，用沸水浸去外层薄膜，去心，再用清水洗干净，备用。雪耳用清水浸透使其发开，放入沸水中稍煮，取出，用清水浸洗干净，备用。陈皮用清水浸透洗干净，备用。燕窝预先用清水浸透发开，拣洗干净，沥干水，备用。瓦煲内加入适量清水，先用武火煲至水沸，然后放入以上全部原料，等水再沸起，改用中火继续煲2小时左右，以盐调味，即可饮用。

特点：具有润肺养阴，平喘止咳，理气除痰的功效。用于肺癌伴有身体虚弱、咳嗽、痰多、咯痰带血、饮食无味、口干喉涸、大便秘结等患者的辅助食疗，亦可作健康人滋补身体、美容养颜之用。

（4）杏仁雪梨淮山糊

原料：北杏仁10克，雪梨1个，淮山米粉、白糖各适量。

制作：将北杏仁用开水泡浸，去衣，洗净；雪梨去皮，洗净，取肉切粒；把杏仁、雪梨放搅拌机内，搅拌成泥状。用清水适量，把杏梨泥、淮山米粉、白糖调成糊状，倒入沸水锅内（沸水约100毫升），不断搅拌，煮熟即可。

特点：具有养阴生津，润肺化痰的功效。肺癌阴虚燥热及放疗中肺阴受灼、干咳或咯痰黄稠、口干咽燥等，可用此汤。肺癌属肺寒、湿盛痰多者不宜食用本品。

（5）玉竹虫草南北杏炖蚬鸭

原料：玉竹 40 克，冬虫夏草 40 克，南杏仁 20 克，北杏仁 15 克，生薏苡仁 40 克，熟薏苡仁 40 克，陈皮适量，水鸭 1 只，盐、酒各适量。

制作：将水鸭剖洗干净，去毛、去内脏，放入沸水中煮 5 分钟左右，取出，用清水洗干净，备用。其余原料用水洗干净，南杏仁、北杏仁分别去衣，将以上原料全部放入炖盅内，加入适量凉开水和酒，盖上炖盅盖，放入锅内，隔水炖 4 小时左右，以盐调味，即可以饮用。

特点：具有滋阴润肺，清化热痰，理气止咳的功效。用于肺癌，症见五心烦热、晚上入睡后大汗淋漓、精神疲乏、手脚无力、胸闷气短、咽干口燥、干咳少痰、大便干涩、饮食无味、形体消瘦。注意：伤风、感冒、咳嗽者不宜饮用。

（6）杏仁川贝煲老鸭

原料：老鸭半只，北杏仁 6 克，川贝母 10 克，党参 15 克，熟地黄 15 克。

制作：将北杏仁用开水烫泡去衣；川贝母、党参、熟地黄洗净；老鸭洗净，斩块。把全部原料一齐放入锅内，加清水适量，武火煮沸后，文火煮 2～3 小时，调味即可。

特点：具有滋阴润肺、化痰的功效。肺癌属体弱肺燥、痰热内结者，症见咳嗽胸痛、痰黄浓稠、气短声微等，可用此汤。若肺癌属寒湿内盛，咯痰清稀量多者不宜饮用本汤。

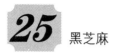 **黑芝麻**

【营养成分】含蛋白质、脂肪、糖类、粗纤维、钙、磷、铁。含脂肪油可达 60%，其中主要是油酸、亚油酸、棕榈酸、花生酸等甘油酸，还含叶酸、烟酸、卵磷脂、蔗糖、戊聚糖、甾醇、芝麻素、芝麻林素、芝麻酚、维生素 E 等。

【功效和作用】具有滋补肝肾，补血养发，润燥滑肠，通乳的功效。用于肝肾不足所致眩晕、耳鸣、病后虚弱、须发早白、贫血、便秘等的辅助食疗。还有抗癌作用。

特别提醒

大便溏泻者不宜；低血糖者慎用。

【食疗方】

（1）芝麻粥

原料：黑芝麻30克，粳米100克，红糖适量。

制作：先将黑芝麻洗净后晒干，炒熟后碾碎；把芝麻粉与粳米同煮做粥，用红糖调味即成。

特点：具有滋润五脏，补益肝肾，益气壮骨的功效。适于体质虚弱、大便干燥、头晕目眩、贫血的癌症患者食用，大便稀溏者不宜用。本品还有乌发美容的作用。

（2）芝麻升麻煲猪大肠

原料：升麻10克，黑芝麻60克，猪大肠一段约30厘米。

制作：将升麻及黑芝麻装入洗净的猪大肠内，两头扎紧，加清水适时煮熟，去升麻和黑芝麻，调味后吃肠喝汤。

特点：具有升提中气的功效。适于下腹坠胀、肠癌大便频者食用。

 花生

【营养成分】含蛋白质，并具备8种人体必需的氨基酸，含脂肪约45%。其中不饱和脂肪酸占80%以上，和花生油脂中的甾醇，均具有降低胆固醇和使肌肤润洁细腻之妙用。花生又含卵磷脂、脑磷脂、钙、磷、铁、维生素、胡萝卜素。另外，花生还含嘌呤、甜菜碱、胆碱、生物素、三萜皂苷、焦性儿茶酚型鞣质、无色矢车菊素、无色飞燕草素及花生苷等。

【功效和作用】具有润肺止咳，润肠通便，和胃增乳的功效。适用于营养不良、脾胃失调、咳嗽痰喘、乳汁缺乏、慢性气管炎、血友病、血小板减少性紫癜及防癌的辅助食疗。

特别提醒

生食过多易致腹泻；炒食过多易使眼、口、鼻干燥。

【食疗方】

红花衣

原料：花生衣 60 ～ 90 克，大枣 30 ～ 50 克，红糖适量。

制作：先将花生和大枣用温水浸泡，洗净加水同煎半小时，去花生衣，加入红糖适量。

特点：饮汤吃大枣，具有补血止血的功效。适用于鼻咽癌等多种癌症患者放疗、化疗后的血常规异常的辅助食疗。

蔬菜类

 菠菜

【营养成分】主要含有蛋白质、脂肪、膳食纤维、糖类、胡萝卜素、维生素A、维生素 B_1、维生素 B_2、钾、钠、钙、镁、铁等。药用成分为皂苷类化合物。

【功效和作用】具有补血，活血健脑，利五脏，通血脉，下气调中，帮助消化，止渴润肠的功效。适于慢性便秘、高血压、痔疮患者食用，能促进胰腺分泌，有助消化作用且能清理肠胃之热毒。常食菠菜，可以防止夜盲，增强抵抗传染病的能力及促进儿童生长发育等。对预防口角溃疡、唇炎、舌炎、皮炎、阴囊炎也有效果。菠菜含抗氧化剂，可抗癌防癌。菠菜有降低色氨酸热解物诱变的活性，通常认为这种抗诱变的物质为叶绿素。抗突变活性可能存在于特殊的酰基葡基固醇的类脂结构中，已从菠菜中分离出酰基葡基固醇。韩国流行病学资料发现，食用菠菜可降低胃癌的危险性。

特别提醒

由于菠菜中所含大量草酸易与其他食物中的钙结合形成不溶于水的草酸钙阻碍人体对钙的吸收。故在烹饪前，应先放入开水中煮一下再捞出炒食。因菠菜性冷滑，故脾、胃虚寒，腹泻患者少食。另外，菠菜根营养价值高，宜一并食之。

【食疗方】

（1）菠菜虾仁

原料：菠菜250克，鲜虾仁250克，盐、味精、料酒、蒜片、食用油各适量。

制作：①将菠菜择净洗净，切段。虾仁去杂洗净。②炒锅放油烧热，放入菠菜武火快炒，加盐、料酒，炒入味出锅装盘。③炒锅放油烧热，加入蒜片煸香，倒入虾仁煸炒，加入盐、料酒、味精、待虾仁变色入味稍炒几下，出锅排在菠菜上即成。

特点：具有滋阴养血，润燥滑肠，养肝明目，防癌，润肤健美的功效。可预防血栓形成，适于大便不利、夜盲症等患者食用。

（2）蚬肉扒菠菜

原料：菠菜 600 克，蚬肉 150 克，蒜茸 1 茶匙，红椒 1 个（切茸）。盐 1/3 茶匙，生抽 2 茶匙，胡椒粉、香油各少许，生淀粉 1 茶匙，水 1/3 杯。

制作：①把菠菜洗净，切成长段，沥干待用。②用 2 汤匙油爆香 1/2 份蒜茸，将菠菜爆炒至熟，盛起上碟。③将蚬肉水洗后捞起，沥干水。④用 1 汤匙油爆香剩余蒜茸，将蚬肉放入略炒，加入拌匀的生淀粉芡汁煮至沸起，洒下红椒茸、香油，盛出放在菠菜上面即可食用。

特点：具有防癌的作用，可作癌症患者的辅助食疗。

（3）香油拌菠菜

原料：新鲜菠菜、香油、盐各适量。

制作：将新鲜菠菜洗净，待锅内水煮沸，加入适量盐调味，然后把菠菜放入沸水中烫约 3 分钟取出，加香油拌匀服用。

特点：清淡爽口，具有润肠通便、滑肠清热的功效。可作胃癌患者的辅助食疗。

（4）菠菜饭

原料：洋葱、菠菜、米、番茄、盐、胡椒各适量。

制作：先将洋葱炒熟，再将切好的菠菜倒进去翻炒，然后加入米、番茄、盐、胡椒，再用文火煮熟即可。

特点：美味可口，具有保护视力、滋阴补血、滑肠通便的功效。可作胃癌患者的辅助食疗。

韭菜

【营养成分】含蛋白质、脂肪、糖类、胡萝卜素、维生素、钙、磷、铁。胡萝卜素及维生素C在蔬菜中处于领先地位。还含纤维素、挥发油、硫化物、苷类、苦味质、芳樟醇。

【功效和作用】具有温中下气，散血止血，温肾壮阳，解毒杀虫的功效。用于胸痹、膈肌痉挛、反胃、吐血、尿血、衄血、痢疾、跌打损伤等症状。现代研究发现其具有抗癌防癌的作用。韭菜是十分有效的细胞保护剂，具有抗氧自由基，减轻或避免人体组织细胞膜及基因的损伤功能，从而能抵御致癌物的侵袭，保护细胞，起到增强免疫功能及抗癌作用。日本研究表明，韭菜籽、韭黄中含有一种名叫多元酸人参萜三醇的物质，能有效抑制微粒体混合功能氧化酶的再生，从而阻断致癌活性物质的形成，具有较强的防癌抗癌作用。韭菜含较多的纤维素，能增强肠胃蠕动，对预防肠癌有积极作用。

特别提醒

①不宜久煎，久炒。②患疱疹、目疾的患者不宜多食。韭菜最好不与蜂蜜及牛肉同食。患有蛔虫病的儿童，亦勿过食韭菜，否则易使蛔虫扭结成团，造成肠梗阻。

【食疗方】

（1）韭菜汁蒸鸡蛋

原料：韭菜、鸡蛋、盐各适量。

制作：韭菜挤汁20毫升，加盐蒸鸡蛋。每日分2次吞服。

特点：具有化瘀止痛的功效。适于食管癌患者食用。

（2）韭黄煮猪肉

原料：韭黄、猪肉、盐各50克。

制作：韭黄、猪肉、盐共煮熟即成，吃肉喝汤。

特点：清香怡人，具有温中下气的功效。适于食管癌患者食用。

（3）五汁饮

原料：梨汁、藕汁、甘蔗汁、韭菜汁、乳汁（人乳汁或牛乳）各适量。

制作：不拘量兑服。

特点：香甜爽口，适于食管癌患者食用。

（4）韭蒜猪肉

原料：韭菜 30 克，大蒜 15 克，猪瘦肉 45 克，盐适量。

制作：韭菜、大蒜、猪瘦肉，共炒熟加盐即成。

特点：具有利咽启膈，滋阴降火的功效。适于胃癌患者常服。

（5）韭菜籽煎

原料：韭菜籽 3 克。

制作：韭菜籽洗净，水煎服。

特点：具有活血化瘀的功效。日本民间用于治疗各种癌症。

（6）韭菜地黄丸

原料：韭菜 500 克，干地黄 250 克。

制作：韭菜绞取鲜汁，用干地黄浸于鲜汁中，用小火煮至汁干，将地黄捣烂为丸，每丸 3 克。早晚各服 6 克，温开水送服。

特点：具有养阴生津，利咽启膈的功效。适于食管癌、胃贲门癌患者食用。

 丝瓜

【营养成分】主要含蛋白质、脂肪、膳食纤维、糖类、灰分、胡萝卜素、维生素 A、维生素 B_1、维生素 B_2、维生素 C、维生素 E、钾、钙、镁、铁、锰、锌、铜、磷。药用成分有瓜氨酸、木聚糖等。

【功效和作用】具有清热化痰，凉血解毒的功效。丝瓜络能通络，活血，祛风。丝瓜用于痰喘咳嗽、肠风痔瘘、崩漏、带下、血淋、疔疮、乳汁不通、痈肿等症。丝瓜中所含的维生素 C 可抑制和延缓上皮细胞癌变，抑制体内亚硝酸胺的合成，有一定抗癌作用。

特别提醒

①肠虚泄泻者禁用。②不宜多食，多食久食可致阳痿。

【食疗方】

（1）丝瓜饮

原料：老丝瓜1段，白糖适量。

制作：将老丝瓜洗净熬汁后加白糖少许，以代茶饮，不拘时间，频频凉饮之。

特点：具有凉血解毒的功效。适于肾癌患者食用。

（2）丝瓜鱼片汤

原料：丝瓜及鲩鱼片各适量。

制作：以上2味煮汤服食。

特点：具有清热化痰，凉血解毒的功效。适于肿瘤患者作清热解毒汤食用，尤宜脂肪瘤、甲状腺瘤及乳腺瘤患者食用。

（3）丝瓜蜂蜜汁

原料：丝瓜150克，蜂蜜适量。

制作：丝瓜切段捣烂，绞汁，每次用半茶杯，加蜂蜜适量，沸水冲服。

特点：具有凉血化痰，清热解毒，止痛抗癌的功效。适于咽喉癌患者食用。

（4）丝瓜络汤

原料：丝瓜络9～15克。

制作：丝瓜络煎汤内服。

特点：具有消肿化痰，祛痛解毒的功效。适于防治脂肪瘤、甲状腺瘤、乳腺瘤等患者食用。

（5）煎丝瓜片

原料：丝瓜适量。

制作：丝瓜500克切厚片，以食用油煎后，加水煮熟，作汤菜佐餐用。

特点：具有润肺止咳，散瘀消肿的功效。适于肺癌咯血者食用。

 白菜

【营养成分】含有蛋白质、脂肪、膳食纤维、糖类、胡萝卜素、维生素A、维生素 B_1、维生素 B_2、烟酸、维生素 C、维生素 E、钾、钠、钙、镁、铁、锰、锌、铜、磷、硒。研究发现白菜中含有预防肿瘤的成分。

【功效和作用】具有养胃生津，除烦解渴，利尿通便，清热解毒的功效。用于预防动脉硬化、心血管病、便秘，还用于防癌。白菜有降低色氨酸热解物诱变的活性。白菜含较多维生素 C，在体内会形成一种"透明质酸抑制物"，这种物质具有抗癌作用，可使癌细胞丧失活力，食后在体内可排出亚硝酸胺。白菜中有一种化合物，能够帮助分解同乳腺癌相联系的雌激素。这种化合物叫吲哚 -3- 甲醇，约占干白菜重量的 1%。妇女每天吃 500 克白菜，就能吸收 500 毫克吲哚 -3- 甲醇这种化合物，从而使体内一种重要的酶数量增加，而这种酶能帮助分解雌激素。白菜最好生吃或煮半熟吃，如果煮得过久，就会破坏菜中具有抗癌作用的吲哚化合物。白菜含有钼，可阻断亚硝酸胺的合成，有防癌作用。白菜能降低患乳腺癌、胃癌及结肠癌的风险。白菜含丰富的抗氧化剂，包括 β- 胡萝卜素、叶酸和叶黄素，抗氧化剂能保护身体免受自由基的损害，防止癌变。

特别提醒

腐烂的白菜因菜中的硝酸盐已被细菌作用转变为有毒的亚硝酸盐，误食后可发生中毒症状，重者甚至死亡。此外，气虚胃冷、肺寒咳嗽及有足疾者忌食，皮肤痒者也忌服。白菜若食多了可用生姜解之。

【食疗方】

（1）香菇白菜

原料：白菜 200 克，香菇 20 克，食用油、盐、味精各适量。

制作：①将白菜洗净切成寸段，帮儿、叶分置。②把香菇用温开水泡开，去蒂。③把锅置火上，加油烧热，先炒白菜帮儿至六七成熟，加盐，再下白菜叶同炒几下后，放入香菇及浸泡香菇之汤，烧至菜梗熟，加入味精即成。

特点：具有健脾和胃，通便的功效。此菜适宜胃癌、肠癌及乳腺癌患者食用。健康人常食，有防癌好处。

（2）白菜豆腐煲

原料：白菜300克，豆腐3块，粉丝40克，腐竹40克，生姜1块，盐少许。

制作：①拣选新鲜白菜，用清水洗干净，去头，切短段。放入瓦煲内，备用。腐竹用清水浸软，洗干净，切短段，放在白菜上。粉丝用清水浸软，切短段，放在腐竹上。生姜用清水洗干净，刮去姜皮，切一片，备用。②将豆腐切块，放入沸水中稍煮，捞起，滴干水，放在粉丝上，加入生姜片和适量清水，煲沸，以少许盐调味，即可食用。

特点：具有清热解毒，利尿消肿的功效。口腔癌伴有疼痛、溃疡、饮食不下、进食困难等症状患者，可用此菜食疗。此菜美味可口，日常食用，可以清热气，除积滞，令大便通畅，防止身体出现燥热不适，有防癌的益处。

5 卷心菜

卷心菜又名包菜、洋白菜、甘蓝。

【营养成分】主要含有蛋白质、脂肪、膳食纤维、糖类、胡萝卜素、维生素A、维生素B_1、维生素B_2、烟酸、维生素C、维生素E、钾、钠、钙、镁、铁、锰、锌、铜、磷、硒。还有较丰富的抗溃疡和抗甲状腺类的药用成分。据分析，每100克含维生素C 60毫克（约为黄瓜的10倍，番茄的5倍），钙62毫克（约为黄瓜的3倍，番茄的10倍），还含有维生素E和较多的微量元素钼及果胶、纤维、木质素、二硫酚硫酮、生物黄酮类、硫代胡萝卜素等。

【功效和作用】具有抗癌防癌，减少胆固醇吸收，提高胃肠内膜上皮的抵抗力，抗衰老的功效。对于动脉硬化、心脏局部缺血、胆结石病及肥胖者特别有益，也用于胃溃疡和十二指肠溃疡。有利于抗衰老及令人健美。卷心菜汁还可防治乙醇中毒。卷心菜中含有较多的天然多酚类化合物，这类化合物中的一些吲哚类具有强烈的酶诱导能力，能增强酶的活性，阻断致癌物诱发肿瘤的作用，减慢肿瘤的生长速度。卷心菜中含较多的微量元素钼，可抑制亚硝酸胺的合成，故具有一定的抗癌作用。卷心菜的膳食纤维、木质素能增加肠道蠕动，促进废物的排泄，可预防结肠癌的发生。卷心菜含有黄酮类，被认为可减少直肠癌的发生。卷心菜含硫代胡萝卜素，具有较强的抗癌作用。科学家从卷心菜中提取到强有力的抗癌物质——一种用硫黄成分刺激细胞内的临界酶，可形成对抗肿瘤的膜。卷心菜能增强机体免疫细胞中肿瘤坏死因子的合成，而且能增加肿瘤坏死因子对肿瘤细胞的杀伤作用。经常吃卷心菜的人群，乳腺癌、结肠癌、胃癌等发病率都比较低。

特别提醒

①本品长期食用,宜佐食碘类,以预防甲状腺肿大。②有轻微导泻作用,应注意。

【食疗方】

（1）糖醋卷心菜

原料：卷心菜200克，糖、醋、盐、淀粉、食用油各适量。

制作：①把卷心菜洗净切成小块。②把糖、醋、盐、淀粉混合，加水调成汁。③锅内加入食用油烧热，放入卷心菜翻炒几下，变色后倒进糖醋汁，翻炒拌和至汁浓后即可装盘。

特点：具有止痛、生肌、防癌的功效。健康人食用有防癌作用。尤适于鼻咽癌、头颈部肿瘤、肺癌、恶性淋巴瘤患者放疗期间食用。

（2）醋熘卷心菜

原料：木耳50克，卷心菜250克，盐、味精、酱油、醋、白糖、湿淀粉、香油、食用油各适量。

制作：①木耳洗净后挤干水，将卷心菜老叶洗净，切成大片沥干水。②炒锅放入食用油，烧至七成热，即放入木耳、卷心菜煸炒，加盐、酱油、白糖、味精，烧沸后用湿淀粉勾芡，加醋与香油，起锅装盘即成。

特点：具有补肾壮骨，填精健脑，健胃通络的功效。常食可健肤美容抗衰老，防癌。凡久病体虚、肢体疲软无力、耳聋健忘者均可食用。

（3）卷心菜汁

原料：鲜卷心菜 500 克。

制作：鲜卷心菜绞取汁液，加入适量饴糖。每次用 200 毫升，饭前服用，每日 2 次。

特点：具有益脾养胃，缓急止痛的功效。可作为胃癌、肝癌、食管癌患者的辅助食疗。

茄子

【营养成分】含有蛋白质、脂肪、膳食纤维、糖类、胡萝卜素、维生素 A、维生素 B_1、维生素 B_2、烟酸、维生素 C、维生素 E、钾、钠、钙、镁、铁等。其中蛋白质及钙含量比番茄高 3 倍多、糖类多 1 倍，特别是茄子富含维生素 P，每千克紫茄子维生素 P 含量可高达 7 200 毫克以上，这种物质能增强人体细胞间的黏着力，增强毛细血管的弹性、降低毛细血管的脆性及渗透性，防止微血管破裂出血，使血管保持正常的功能，并有预防坏血病及促进伤口愈合的功效。所以经常吃茄子，对防治高血压、动脉硬化、咯血、紫斑症及坏血病有一定作用。有专家指出，在茄属植物中，还含有一种名为"龙葵碱"的物质，此物质具有抗癌功效，在动物实验中证实，龙葵碱能抑制消化系统癌症的增殖，因此可以作为癌症患者的辅助治疗。

【功效和作用】具有清热解毒，活血化瘀，祛风通络，消肿止痛，收敛止血，养胃利尿，通便的功效。用于肠风下血、热毒疮痈、糖尿病肢节疼痛，辅助治疗高血压、动脉硬化、咯血和坏血病。茄子还有退癌热的功效。中医认为，茄子有清热解毒，活血止痛，利尿消肿等作用，茄子根和茎有祛风湿，通经络，止痛及止血之效。茄蒂烧炭研末可治口疮、肠风下血，茄花可医创伤、牙痛等症；茄叶晒干研末外敷癌肿溃疡可减轻疼痛。现代研究茄子还可抗癌防癌，茄子可抑制人体消化系统癌细胞的增殖，对食管癌、结肠癌等有一定的防治作用。茄子有降低色氨酸热解物诱变的活性，这种抗诱变的物质为叶绿素。日本学者发现，茄子能增强机体免疫细胞中肿瘤坏死因子的合成，而且能增强肿瘤坏死因子对肿瘤细胞的杀伤作用。动物实验显示，饲喂紫茄汁的小白鼠，能促进吞噬细胞产生大量的肿瘤坏死因子，其抗癌作用甚至超过干扰素。茄子中的龙葵碱，实验证实其抑瘤作用很强，用于治疗胃癌、唇癌和子宫颈癌效果良好。

特别提醒

①其性寒滑，肠滑腹泻者慎服。②茄子未完全成熟时，食之最佳。

【食疗方】

（1）鲮鱼酿茄子

原料：茄子3个，香菇5个，鲮鱼滑250克，盐、食用油、味精、湿淀粉各适量。

制作：①将茄子洗净，横切成两片相连；香菇洗净，切碎粒，放进鲮鱼滑中，加盐适量搅匀。②把香菇、鲮鱼滑塞进茄夹缝内，隔水蒸熟去水，淋热油，加味精、湿淀粉勾芡即可。

特点：具有健脾益胃，清利湿热的功效。适于消化系统癌症属湿热阻滞脾胃、脘腹疼痛、不思饮食、大便脓血等患者食用。

（2）茄子羊肉

原料：茄子、羊肉、葱、陈皮、蒜泥、芫荽末各适量。

制作：把羊肉、葱、陈皮切细，做馅，茄子去瓤，把肉馅塞入茄子内蒸熟，配蒜泥、芫荽末即可食用。

特点：具有清热解毒，止痛宽肠，消肿祛瘀的功效。适于胃癌、肠癌、肝癌患者食用。

（3）茄子猪肉大蒜

原料：茄子200克，猪瘦肉50克，酱油10克，植物油15克，大蒜10克，葱3克，盐3克，姜、味精各适量。

制作：先将猪瘦肉切成肉丝；茄子洗净去皮，切成丝；油熬热后先煸葱、姜，继将肉丝倒入同炒一会儿，出锅盛在碗里待用；再用油锅煸茄子，加盐，然后把肉丝倒入同炒，加酱油、蒜、盐、味精等入味即成。

特点：具有清热解毒，散瘀止痛的功效。适于胃癌、肠癌、高血压、冠心病患者及老年人食用。

（4）茄叶茎根煎

原料：茄子叶、茄子茎、茄子根各15克。

制作：茄子叶、茄子茎、茄子根水煎，分3次服。

特点：具有清热益胃，散瘀止痛的功效。主治胃癌，这是日本民间食疗方。

（5）茄子蜂蜜汁

原料：白茄子60～120克，蜂蜜30克。

制作：白茄子加水煎煮，去渣取汁，加蜂蜜即成，每日分2次服。

特点：香甜爽口，具有润肺止咳、散瘀消肿的功效。适于肺癌咳嗽者食用。

 7 番茄

番茄又名西红柿、番李子、金橘。

【营养成分】含蛋白质、脂肪、糖类、钙、磷、铁、烟酸、胡萝卜素及维生素 B_1、维生素 B_2、维生素C，还含苹果酸、柠檬酸、腺嘌呤、胡芦巴碱、胆碱和少量番茄碱。番茄尚含有宝贵的抗癌成分番茄红素。

【功效和作用】具有清热解毒，凉血平肝，生津止渴，健胃消食，降血压，抗癌的功效。适于口渴、食欲不振、高血压患者，并且有预防癌症的作用。

特别提醒

番茄性寒，脾胃虚弱者不宜多食。

【食疗方】

（1）番茄牛奶

原料：番茄 200 克，牛奶 100 毫升，盐、糖、味精、湿淀粉各适量。

制作：①把番茄洗净，用开水泡一会儿，去皮切片。②在炒锅内放一点水煮沸，加入牛奶、盐、糖、味精调匀煮沸，倒入番茄翻炒几下，用湿淀粉勾芡煮沸即可。

特点：具有清热解毒，健胃消食，生津止渴，凉血平肝的功效。适于胃癌、肺癌患者食用。健康人常食，有预防胃癌及前列腺癌的好处。

（2）番茄牛肉

原料：牛里脊肉 200 克，番茄 300 克，葱 2 根，蒜 1 头，花生油 100 克，白糖 50 克，鸡蛋清 25 克，湿淀粉 30 克，料酒 10 克，小苏打少许，味精、盐、清汤各适量。

制作：①将牛里脊肉切成薄片，放入碗内，加入鸡蛋清、湿淀粉、小苏打调匀。②葱切节，蒜切片，番茄切片，待用。③锅内放入花生油，烧至五成热时放入牛肉片，煸炒至熟捞起。锅内放入清汤、白糖、盐、料酒，煮沸后加葱节、蒜片和番茄片、牛里脊肉片，加少许味精炒匀，用湿淀粉勾芡后出锅。

特点：具有补气养血，强筋健体，抗衰养颜的功效。用于预防高血压、癌症等。

（3）牛肝番茄汁

原料：牛肝 300 克，番茄汁 30 克，洋葱 1 个，蒜 1 头，盐、糖、菜籽油、淀粉各适量。

制作：①牛肝切成薄片，加少许油、淀粉略腌，然后放入沸水锅中煮至半熟捞出，沥干水。②用武火将牛肝片过油 15 秒，捞出。③洋葱切块，用菜籽油炒软，再加盐略炒，盛出待用；蒜剁碎。④将锅置武火上，将适量菜籽油烧至八成热，加入蒜爆香，倒入牛肝翻炒，然后加入番茄汁、糖、盐及洋葱，翻炒均匀起锅。

特点：具有补肝明目，养血抗衰，防癌的功效。食谱中牛肝含维生素A、叶酸、核酸及硒等，均具抗癌作用。尤其能预防前期肺癌。

（4）番茄豆腐鱼丸

原料：鱼肉120克，番茄150克，豆腐1块，葱1根。

制作：将番茄、豆腐切小块；鱼肉洗净，剁碎调味，搅均匀做鱼丸。把豆腐放入锅内，加清水适量，武火煮沸后，放番茄，再煮沸几分钟，放鱼丸、葱花，煮熟调味即可食用。

特点：具有清润生津，开胃消食，防癌益寿的功效。适宜高血压、心脏病、肝炎等患者食用。豆腐性味甘凉，含大量钙、黄酮类化合物，能预防直肠癌及胃癌；鱼肉性味甘平，具有健脾胃、益气血的作用。

（5）番茄鸡蛋汤

原料：鸡蛋2个，番茄400克，植物油、盐各少许。

制作：①将番茄洗净后，切成厚片。②将鸡蛋打成糊状，略加些盐。③将番茄片倒入热油锅里煸炒后加入一碗半清水，在武火中煮沸后，缓缓倒入鸡蛋糊，并用勺轻轻地在锅底推几下，待汤微开时，加入盐和油。

特点：具有防癌，生津止渴，开胃，清暑消食的功效。用于癌症放疗、化疗期间和治疗后口干渴饮、食欲不振、胃津不足者。健康人用作防癌食谱。

（6）番茄蘑菇

原料：鲜蘑菇500克，番茄酱罐头半瓶，盐、料酒、味精、白糖、香油各适量。

制作：①将鲜蘑菇去杂洗净，下沸水锅内焯一下，捞出冲凉，挤干水。②炒锅烧热，放入香油和番茄酱煸炒至浓稠，将蘑菇放入锅内，加入盐、味精、料酒、白糖，如汤汁较稠，可加少量清水，用武火烧开，然后用文火慢烧至番茄汁裹附在蘑菇之上即成。

特点：具有补中兼清，不燥不滞的功效。常食用能健美、抗衰老、防癌。

可作癌症患者脾胃虚弱、食少纳呆、形体瘦弱等症状的辅助食疗。

（7）蜜糖番茄

原料：番茄 200 克，冰糖 100 克，蜂蜜适量。

制作：将番茄洗干净，用沸水略烫后去皮、去籽，每个番茄切成 4～6 块，待用。炒锅置武火上，加入适量水，放 100 克冰糖熬化，撇去浮沫，再放入蜂蜜和切好的番茄，用文火熬至汤汁稠浓时，先将番茄挤出，摆在盘中，再浇上蜜汁即成。

特点：具有生津止渴，润肺开胃，降压美容，抗癌防衰老的功效。

（8）番茄汁

原料：番茄 250 克，白糖适量。

制作：将新鲜番茄洗净，加沸水略烫，去掉皮和籽，榨滤出汁液。将番茄汁装入杯中，加适量白糖搅匀即可。

特点：具有生津止渴，健胃消食，防衰抗癌的功效。

 8 萝卜

【营养成分】鲜萝卜中含大量多种维生素、糖类、钙、磷、锰、铁、粗纤维及蛋白质等。根含葡萄糖、氢化果胶、多缩戊糖、腺嘌呤、精氨酸、胆碱、组氨酸、胡芦巴碱、莱菔脑、维生素 B、维生素 C、碘、溴、淀粉酶、苷酶、氧化酶及催化酶等。叶含挥发油及维生素 A 等。种子含脂肪油，油中有芥酸等甘油酯、微量挥发油等。

【功效和作用】具有消食顺气，止咳化痰，生津除燥，散瘀解毒，治喘利尿，醒酒和补虚的功效，对消化不良、胃酸胀满、咳嗽痰多、胸闷气喘、伤风感冒等病症均有一定疗效。一般认为生食可以止渴消胀气；熟食降气，可以化瘀助消化。白萝卜的种子（中药称莱菔子）的消食化痰功效比萝卜还强，是治疗食积痰喘及胀满的常用药（有人认为莱菔子适用于体质较强者、体质很弱而咳痰多者不宜服用）。萝卜缨捣汁或晒干用水煎服，可治呕酸打嗝、妇女乳房硬块、乳汁不通等。总之，萝卜是多功能的良药，其根、茎、叶、种子都可作药用。难怪民间有"十月萝卜赛人参""冬吃萝卜夏吃姜，不劳医生开药方"（意思是说冬日气候干燥，容易引起口舌干燥、喉痒心烦，常吃萝卜不仅能宽胸下气，消食快膈，而且能化痰润喉、祛风平热）及"上床萝卜下床姜，一年四季保健康"（意思是说临睡前吃点萝卜，能帮助消化，避免食滞，一夜好睡）等说法。现代医学研究表明，水萝卜的维生素C含量比梨高6～9倍，糖的含量比梨高2倍。维生素C是保持体内阻碍肿瘤生长的第一道屏障——细胞间基质结构完整的必需物质；萝卜含有一种能将亚硝酸分解的酶，可使致癌物质亚硝酸分解而失去作用；萝卜中的粗纤维可促进肠蠕动，减少粪便在肠内停留时间，及时把大肠中的有毒物质排出体外；萝卜中的木质素可把巨噬细胞的活力提高2～3倍；萝卜中含有一种叫干扰素诱发剂的物质，这种物质有抑制肿瘤发展的作用。因此，萝卜有很好的抗癌防癌功效，特别是可降低结肠癌的发病率。此外，萝卜中的糖化酵素和淀粉酶能分解食物中的淀粉和脂肪，能帮助消化，促进新陈代谢；萝卜中的芥子油可促进胃肠蠕动，增进食欲；萝卜块根的醇提取物对革兰阳性菌较敏感，对预防白喉、咽痛、脑膜炎及感冒，有一定作用；萝卜内所含的矿物质是新陈代谢、生长发育所必需的物质；胡萝卜素可预防夜盲症、干眼病、软骨病及呼吸道疾病，维生素C可预防坏血病。萝卜还有防治矽肺，帮助清除肺尘，使肺部纤维性变化逆转及消食、醒酒等功效。萝卜又名莱菔，有白皮、红皮、青皮、青皮红心及长形、圆形等不同品种，性能相近，药用以红皮白肉辣萝卜为佳。叶称莱菔缨，种子叫莱菔子，老的根茎叫地骷髅。萝卜的食疗和药用价值为古今中外人士所推崇。中医认为萝卜有"大下气，消谷和中，去痰癖，肥健人""利五脏，轻身，令人白净肌细""主吞酸，化积滞，解酒毒，散瘀血"等功效，并有降血压的作用，种子为驱蛔虫药，并用于肾脏病的利尿剂。有人认为胡萝卜种子还有抗生育作用。

特别提醒

萝卜凉性易使脾胃功能受损，故早起时勿生食。此外，萝卜与橘子等不宜同食，因萝卜食后，可迅速产生一种叫硫氰酸盐的物质，并很快代谢产生另一种抗甲状腺物质——硫氰酸。此时，若同时摄入含大量植物色素的水果，如橘子、梨、苹果、葡萄等，当这些水果的类黄酮物质在肠道被细菌分解，即可转化为羟苯甲酸及阿魏酸，它们可以加强硫氰酸抑制甲状腺的作用，从而诱发和导致甲状腺肿。至于吃人参后能否吃萝卜，按中医学传统说法，因萝卜运气功颇强，人参补气，萝卜破气，故冬令吃人参等补品应忌食萝卜。

【食疗方】

（1）萝卜蘑菇鲫鱼汤

原料：鲫鱼750克，白萝卜200克，熟火腿25克，口蘑25克，奶汤250克，肉清汤400克，葱15克，姜片15克，料酒25克，胡椒粉、味精、盐、熟油各适量，熟猪油50克。

制作：①将鲫鱼去鳞、鳃和内脏，洗净。白萝卜洗净，切细丝。熟火腿、口蘑切成细长丝。葱洗净，取少许切葱花，剩余的挽结待用。②把炒锅置中火上，下熟猪油烧至六成热，下鲫鱼将两面各稍煎一下，迅速烹入料酒，放入适量盐、肉清汤、白萝卜丝、葱结、姜片烧沸煮熟，去掉葱、姜，撇去浮沫，加入奶汤、口蘑、熟火腿、盐、味精烧沸，盛入大汤碗内，撒上胡椒粉、葱花，淋上熟油即成。

特点：具有消食化痰，健脾补胃，顺气利湿的功效。用于脾虚胃弱、食欲不振、咳嗽痰多等症有良效，尤其适合老人和儿童食用。也是防癌食谱。

（2）萝卜饼

原料：油水面250克，酥面130克，猪肉200克，葱白花25克，萝卜50克，盐5克，胡椒粉、味精、料酒各适量，菜籽油1300克（实耗100克）。

制作：将萝卜去皮后洗净，切成细丝，加入盐腌渍后除去涩水，挤干并抖散；猪肉洗净、剁细，加适量盐、料酒腌渍，入油锅内炒散，下胡椒粉和剩余的盐、料酒拌匀，炒至水分收干亮油时起锅；猪肉末晾凉后，加萝卜丝、味精、葱白花拌匀成馅。将油水面和酥面各切 8 个剂子，每个油水面剂包 1 个酥面剂，擀成舌形，由外向内卷成筒，切为两瓣，压扁后再由外向内卷成小筒，按成直径 5 厘米的面皮，包入萝卜馅，接着按成圆形的萝卜丝饼坯。把锅置中火上，下菜籽油烧至三成热，下萝卜丝饼坯炸制，将锅内沸油淋在饼面，约炸 5 分钟至饼呈微黄色、酥松并成熟时即可。

特点：具有健脾和胃，益气调中，消食化痰，抗癌防癌的功效。用于消化不良、咳嗽痰多、胸闷腹胀等症状，也是抗癌防癌的保健佳品。

（3）萝卜粥

原料：萝卜 100 克，胡萝卜 100 克，粳米 100 克，盐、味精各适量。

制作：将萝卜和胡萝卜洗净，切成小颗粒，备用。粳米洗净入锅，放入萝卜和胡萝卜及适量的水，先武火烧沸，后改用文火熬煮；待粥熟时，加入盐和味精，搅匀起锅。

特点：具有健胃消食，利肠通便，健肤美容，抗癌防癌的功效。本粥可作儿童开胃健脾的食品，适于夜盲症、皮肤干燥、头发干脆者食用。也是女性肌肤光润嫩滑、头发光泽柔顺的保健品。

（4）萝卜茶

原料：空心萝卜 60 克。

制作：空心萝卜水煎后，时时饮服。

特点：具有清热除湿，理气散瘀，化痰退肿的功效。用于治疗肝癌属湿热，症见水肿患者。

（5）莱菔缨牛肉

原料：莱菔缨（萝卜苗）20 克，莱菔子（萝卜子）30 克，牛肉 40 克。

制作：将莱菔缨、莱菔子、牛肉一同放入锅中，加水适量，煮熟即成。

特点：具有补脾胃，壮筋骨，理气血，消食的功效。适用于气滞血瘀的癌症患者、肝癌患者的辅助食疗。

百合

【营养成分】主要含有蛋白质、脂肪、膳食纤维、糖类、维生素 B_1、维生素 A、烟酸、维生素 C 及钾等营养成分。值得指出的是干燥的百合中，维生素 C 损失殆尽。

【功效和作用】具有养阴润肺，清心安神的功效，适用于预防肺癌、淋巴肉瘤等。

风寒咳嗽、大便滑泻者忌用。入药以野生者良，作食以家植者为佳。

【食疗方】

（1）百合粥

原料：百合 20 克，大米 30 克。

制作：以上 2 味加水适量煮粥。

特点：清香味美，具有润肺止咳、除烦消渴的功效。常食可治疗肺癌、淋巴肉瘤，症见干咳、咯血、心中烦热等患者。

（2）百合党参猪肺汤

原料：百合 30 克，党参 15 克，猪肺 250 克，盐适量。

制作：以上 3 味加水适量炖熟，加少许盐调味，即可食用。

特点：具有益气养血，滋阴润肺的功效。用于中气不足、肺阴亏虚所致的肺癌患者的辅助食疗。

10 荸荠

【营养成分】荸荠的营养价值和药用价值也很值得称道。现代研究分析，荸荠富含淀粉、蛋白质、糖类、胡萝卜素、脂肪、磷、铁及维生素等营养成分。是果、菜淡季提供营养的来源之一。

【功效和作用】荸荠具有很好的药用价值，其苗秧、根、果实均可入药。

荸荠的苗秧（又称"通天草"）性味甘、平，无毒，有清热化痰，降血压，通淋利尿等作用。荸荠果实性味甘、寒，具有清心降火，补肺凉肝，生津化痰，开胃消食，破积滞，利脓血，明目等功效。因此，荸荠可用来辅助治疗咽干、喉痛、舌赤少津、口疮、大便干燥，以及热病烦渴等。

特别提醒

尽管荸荠医食俱佳，但对身体素质较弱、脾胃虚寒者，不宜多食。荸荠、茭白等水生植物，在有姜片虫流行的地区，姜片虫的幼虫——囊蚴，常可附着于这些水生植物的表皮上，因此，在生吃时，荸荠一定要洗干净，并用小刀削去表皮，不要用牙齿啃荸荠皮，以免误吞入囊蚴而感染姜片虫。

【食疗方】

（1）海蜇荸荠酒

原料：海蜇500克，大荸荠100个，芒硝100克，低度白酒1 500毫升。

制作：海蜇、荸荠洗净，与芒硝共浸白酒中，浸泡7日。每日饮酒适量，吃荸荠4个。

特点：海蜇具有清热化痰，润肠的功效。荸荠性寒味甘，具有清热化痰，益气滋阴的功效。芒硝即朴硝，性寒味苦辛，具有泄热、润燥、软坚的功效，治疗喉痹痈肿。诸物合用，用于甲状腺癌有发热者。

（2）荸荠豆浆

原料：豆浆250克，荸荠10个，白糖25克。

制作：荸荠洗净，入沸水中烫约1分钟，捣烂榨汁备用。豆浆入锅中煮沸，兑入荸荠汁，再煮沸，离火，加白糖。每日1剂，一次饮尽，连服7日。

特点：荸荠性寒味甘，具有清热化痰、生津利咽的功效。荸荠含有抗癌有效成分，其各种制剂在动物体内均有抑癌效果。豆浆性平味甘，具有补虚润燥，清肺化痰，抗癌防癌的功效。用于肺癌口干咽燥者。

 11 竹笋

【营养成分】含蛋白质、脂肪、糖类、胡萝卜素、维生素以及钙、磷、铁、镁等营养成分。其所含的糖类、脂肪类和蛋白质比胡萝卜还多。在其所含氨基酸中，赖氨酸、色氨酸、苏氨酸、苯丙氨酸等都是人体所必需的。

【功效和作用】具有滋阴益血，化痰消食，去烦解渴，利便明目，益气力的功效。故肺热咳嗽、胃热嘈杂者食之颇为有益。由于竹笋属于低脂肪、低糖、多纤维的菜蔬食品，有促进肠蠕动、帮助消化、去积食、防止便秘等功能，故对减肥、防癌有一定效果。日本利用多种酶素将矮竹叶发酵后制成具有抗菌作用的提取液，对耐热性菌、乳酸菌、枯草菌及霉菌均有抑制作用。养生学家认为竹笋具有延年益寿之功，在竹林丛生的山区人们多长寿，且很少患高血压，可能与经常吃鲜竹笋有关。民间用鲜竹笋煮粥治久泻、久痢、脱肛等。用竹笋与鲤鱼煮汤治小儿麻疹、风疹或水痘初起，有通透早愈的功效。竹笋、竹叶、竹茹、竹沥均作药用。

特别提醒

竹笋性凉，并含有较多的粗纤维，故患有严重胃溃疡和十二指肠溃疡、肝硬化、食管下端静脉曲张以及慢性肠炎的患者不宜食用。毛笋中含有抗小鼠艾氏腹水癌和肉瘤 S-180 的成分，该成分为多糖类。故久煎方可使多糖溶出。每次煎煮时间 40～60 分钟；竹笋有滑利大肠作用，故脾胃虚弱者不可多食；竹笋做汤时，宜加香油和生姜，传统认为能降低其副作用。另外，由于竹笋中还含有大量的草酸盐，会影响人体对钙质的吸收，故儿童不宜多食。

【食疗方】

（1）竹笋杞叶茶

原料：鲜枸杞叶 250 克，竹笋 50 克，香菇 50 克，白糖、盐、食用油、味精各适量。

制作：①将枸杞叶去硬梗，洗净。竹笋、香菇洗净切成丝。②炒锅内放食用油烧热，加竹笋、香菇丝略炒，再加入枸杞叶，翻炒几下，加盐、白糖略炒，放味精拌匀即起锅装盘。

特点：具有养血安神，清热化痰，消食通便的功效。健康人常食可防癌。适于肺癌咳喘痰多、血虚心悸者食用。

（2）清炒竹笋

原料：竹笋250克，食用油15克，猪油15克，盐、白糖、味精各适量。

制作：炒锅内放食用油、猪油烧热，加竹笋炒熟，加盐、白糖、味精少许拌匀即可起锅装盘。

特点：甜咸适宜，油香怡人，具有开胃消食、利膈通便的功效。适于癌症患者小便不畅、胃肠胀满、腹胀者食用。

（3）拌竹笋

原料：鲜嫩竹笋60克，生姜、香油、醋、盐各适量。

制作：煮熟切片，用生姜（切碎）、香油、醋、盐拌食。

特点：具有除烦止呕，健脾开胃的功效。适用于肝癌食欲不振、口淡无味者食用。

（4）竹笋粥

原料：鲜竹笋60克，粳米50～100克，猪油、盐各适量。

制作：鲜竹笋煮熟切片，用粳米加水适量同煮成粥，加猪油、盐调味食用。

特点：清香味美，具有化痰下气、滑利大肠的功效。适于大肠肿瘤导致便结难通者食用。

12 芦笋

【营养成分】芦笋含有黄酮类化合物，根及根茎中含有天门冬素、甾体皂苷类成分、天门冬酰胺、胡萝卜素、维生素C、维生素B_2、叶酸、组蛋白、核酸。芦笋性味与芦根相近。由于芦笋不能常得，故药用也可用芦根代之。芦根即芦苇之地下茎，古称苇茎，嫩芽如竹笋，故亦称芦笋，可供食用，并作药用。

【功效和作用】具有抗癌，防止癌细胞扩散，润肺止咳，祛痰杀虫的功效。为退热除烦、止血止呕（热呕）之上药，故凡胃热上逆而食不下者，可酌用本品，也适用于一切热病之口渴及小便赤涩。芦笋能溶解胆结石，适用于胆石症、黄疸、尿酸性疾病及痛风等症。大量服用能解河豚毒、蟹毒等。芦笋味甘近补而不助邪，性凉善清而不伤胃，无病之人暑日常饮代茶，则暑热、疟、痢诸病可一概扫除。现国内外均已将芦笋做成罐头以供食疗或菜食。芦叶陈者研末，可治痈疽久烂；烧久可治秃疮。花能破血，凡吐血、衄血、血崩等色带紫黑者，皆可用之。

据美国《癌新闻月刊》报道，一个淋巴腺癌患者，在服用芦笋1年后，经医生检查已无任何癌症迹象，又开始了正常工作。一位68岁的患者，饱受膀胱癌之苦达16年之久，在服用芦笋3个月后，发现其膀胱肿瘤奇迹般地消失，并且肾脏功能正常，完全恢复了健康。一个肺癌患者，癌细胞已严重扩散，在服用芦笋4个月后，所有癌症迹象完全消失，健康恢复工作已4年。

特别提醒

食用芦笋时要注意：一新鲜，二不生吃，三要长期坚持，不宜吃吃停停。食用放置1周的芦笋嫩茎，或加有防腐剂的芦笋罐头，抗癌效果则不明显。

【食疗方】

（1）凉拌芦笋

原料：芦笋400克，白糖75克，醋30克，盐、味精、香油各适量。

制作：①将芦笋洗净，切成薄片。②把芦笋在开水中煮沸后即捞出，沥干水，倒入碗中，加上白糖、醋、盐、味精、香油等，拌匀后即可食用。

特点：具有清热泻火的功效。适于阴虚内热的癌症患者服用，对癌性发热、肺热咯血者常食有一定效果。

（2）芦笋香菇炒蛋肉

原料：芦笋250克，香菇30克，猪瘦肉120克，鸡蛋1个，葱1根，盐、食用油、味精各适量。

制作：①把芦笋、香菇洗净，切丝；葱（去须）洗净，切段；猪瘦肉洗净，切丝，放入去壳的鸡蛋中拌匀。②锅放油烧热，放入蛋拌的肉丝，炒熟铲起。③锅放油烧热放葱段略炒，迅速放入芦笋、香菇丝炒至将熟，放肉丝，加盐、味精略炒即可。

特点：具有健脾气，养胃生津的功效。适用于癌症属脾胃虚弱，症见胃纳欠佳、口干渴饮者食用。

（3）芦笋天门冬粥

原料：芦笋 30 克，天门冬 60 克，大枣 10 克，粳米 50 克。

制作：把芦笋洗净，先煎；再将天门冬、大枣、粳米加入，多加水，武火煮沸，文火煮成稀粥即成。

特点：具有健脾开胃，养阴生津的功效。对乳腺癌和消化道癌有辅助治疗作用。

（4）芦笋粥

原料：鲜芦笋 30 克，粳米 50 克。

制作：先把芦笋洗净，加水煎煮去渣，后入粳米共煮为稀粥。

特点：具有清热散结的功效。适于乳腺癌和消化道癌患者食用。

13 藕

【营养成分】含有淀粉、蛋白质、天门冬素、维生素 C。还含有焦性儿茶酚、α-没食子儿茶精、新绿原酸、无色矢车菊素、无色飞燕草素等多酚化合物，以及过氧化物酶等。

【功效和作用】生品可清热润肺，凉血行瘀。熟品可健脾开胃，止泻固精。凡暑热烦闷口渴、痰火咳嗽咯血、身热烦渴、食欲不振、血淋、吐血、衄血等皆可生鲜食，为一切血症的辅助食疗佳品。对于久嗽劳热、久痢泄泻、疮溃不收、大病之后，宜熟食，取其补虚开胃、补而不燥之功。

藕忌铁器。

【食疗方】

（1）糖醋藕块

原料：鲜藕500克，盐、香醋、白糖、香油各适量。

制作：鲜藕洗净去皮，切成片或粗条，撒上盐，略加搓揉，待渗出水分后腌半小时至1小时，沥干盐水后放入盘中；将香醋、白糖、香油调匀后倒入装藕的盘中，浸泡1～2小时即成。

特点：藕性寒味甘，具有清热凉血、散瘀止渴的功效。适用于食管癌伴有发热口渴、呕血咯血的患者。每日随意食用。

（2）蛤粉藕片

原料：海蛤粉60克，藕1根，白糖适量。

制作：藕洗净，与海蛤粉共入锅中，加水煮熟，捞出切片，拌白糖即成。

特点：海蛤粉性平味咸，清热化痰，利水软坚。藕性寒味甘，清热凉血，散癌。两味配伍，清热凉血，止血，适用于白血病出血者。每日1次，食量不限。

14 苦瓜

【营养成分】含有蛋白质、脂肪、膳食纤维、糖类、灰分、胡萝卜素、维生素A、维生素B_1、维生素B_2、烟酸、维生素C、维生素E、钾、钠、钙等营养成分。苦瓜中维生素B_1含量居瓜类之首，种子含苦瓜素、脂肪酸、蛋白质等，苦瓜还含有降低血糖作用的苦瓜苷等。

【功效和作用】具有清热解暑，明目解毒的功效。苦瓜中的苦味物质是生物碱类中的奎宁，有促进食欲，利尿活血，消炎退热，解劳乏，清心明目的功效。李时珍说苦瓜气味苦、寒，无毒，具有除邪热、解劳乏、清心明目、益气壮阳的功效。嫩瓜炒食做菜，熟时黄色，内有红瓤子，味甜可食。茎、叶、果子均可作药用，被誉为"菜中君子"。凡饮食不节，疲劳过度，耗伤阴液而致消渴痈肿丹毒、恶疮、赤眼疼痛、流泪、羞明者多食苦瓜都有疗效。苦瓜种子有益气壮阳功效。我国民间还常用苦瓜茎、叶捣烂外敷以治烫伤、湿疹、毒虫咬伤、皮炎、热痱等，并用苦瓜干、根辅以凉茶饮用，对中暑发热、口渴烦躁、小便发赤等都有疗效。据日本研究发现，苦味食物含有较高的氨基酸，在 30 多种氨基酸中有苦味的即有 20 多种，某些苦味食物是维生素 B_{17} 的重要来源。而维生素 B_{17} 对癌细胞有较强的杀伤力。苦瓜抗突变活性可能存在于特殊的酰基葡基固醇的类脂结构中。苦瓜内含有一种具有生物活性的蛋白质类，可提高人体免疫力，具有抗癌作用，将该种蛋白质类注射到患癌老鼠的体内，竟使大白鼠活下来，苦瓜中的蛋白质类能有效地促使大白鼠体内的免疫细胞杀死癌细胞。

特别提醒

①脾胃虚寒者食后易致吐泻、腹痛。②血糖过低者不宜。

【食疗方】

（1）炒苦瓜

原料：苦瓜 500 克，生姜 1 片，葱 1 根，猪油、盐各适量。

制作：①将苦瓜洗净，去子切丝；生姜洗净，切丝；葱去须，洗净，切段。②用猪油起锅，放苦瓜、姜、葱略炒，下盐炒熟即可。

特点：具有清热解毒，调养脾肾的功效。适于男性生殖系统癌症属肝肾不足、湿毒结聚者，或肠癌属湿热毒盛者食用。

（2）苦瓜炖排骨

原料：苦瓜 500 克，腐竹 40 克，排骨 320 克，盐、食用油各适量。

制作：①拣选新鲜排骨，用清水洗干净，斩块，沥干水，备用。②将腐竹用清水浸透，洗干，切短段，放入沸水中稍烫，再用清水冲干净，沥干水，备用。③拣选新鲜苦瓜，切开，去核，切厚块，用清水洗干净备用。④下油爆排骨，再下苦瓜爆透，加入少许盐和适量清水，继续炖至软熟，放入腐竹，稍炖，即可装盘食用。

特点：具有清热解毒，滋阴益肾的功效。适用于男性生殖系统癌症患者，症见肿胀疼痛、生出结节或溃疡、刺痛灼痛、排便加重。此菜味道美妙可口，可以清热解毒、通畅胃肠、清肝明目，减少皮肤病发作的机会。

（3）苦瓜牛肉

原料：苦瓜1根，牛肉50克，蒜5克，葱2克，辣椒10克，白糖、酱油、食用油、盐、醋、淀粉各适量。

制作：①将苦瓜洗净，对切两半，掏去内瓤，切成薄片，把锅烧热，倒入苦瓜，清炒2分钟，盛入盘中。②将蒜、葱、辣椒洗净，切碎，在锅内加油烧热后炒至爆香，再倒入炒过的苦瓜，加少许盐、白糖、酱油、醋。用武火猛炒1～2分钟后盛出。③将牛肉洗净切丝，以淀粉、酱油浸泡5分钟后，在炒锅内加油烧热后快速炒熟，倒入苦瓜炒熟即可。

特点：具有健脾开胃，清热解毒，抗癌扶正的功效。适于脾胃虚弱、烦躁的癌症患者食用。

（4）苦瓜炖蛤

原料：苦瓜250克，文蛤500克，料酒、盐、蒜泥、食用油、姜汁、白糖、香油各适量。

制作：①将苦瓜放入沸水锅中焯透，浸入冷水，浸出苦味后切片。将文蛤放入沸水锅中煮张壳，捞出去壳挖肉，去内脏洗净。下油锅爆炸，加姜汁、料酒、盐拌匀。②将苦瓜片铺在砂锅底，将文蛤肉放上面，加姜汁、料酒、盐、蒜泥、白糖、适量清水，炖至文蛤肉熟透入味，淋上香油即成。

特点：具有抗癌，清热利湿，化痰饮，消积聚，健脾开胃的功效。适于甲状腺肿瘤、霍奇金淋巴瘤、白血病及消化道癌症的患者食用。方中文蛤又叫海蛤，海蛤中存在着一种抗癌物质，称勾海蛤素，动物实验可抑制癌瘤生长。癌细胞较正常细胞需要更多的维生素 B_1，而海蛤的硫胺酶破坏维生素 B_1，可能是海蛤抗癌的原因之一。文蛤除可治癌症外，还可治浮肿、消渴、中风瘫痪等疾病。

（5）苦瓜煲绿豆

原料：苦瓜 500 克，绿豆 120 克，盐适量。

制作：将新鲜苦瓜切开边，去瓤，用清水洗干净，切成大块，备用。绿豆用清水浸透，洗干净，沥干水，备用。瓦煲内加入适量清水，先用武火煲至水沸，然后放入苦瓜和绿豆，候水再沸起，改用中火继续煲至绿豆开花，以少许盐调味，即可食用。

特点：适于口腔癌、口唇溃疡、渐渐变硬、经久不愈，或舌痛肿大，继发感染、溃疡味臭者食用。身体虚弱、脾胃虚寒的人不宜食用。

（6）龙葵煲苦瓜

原料：龙葵 40 克，大头菜 2 片，苦瓜 500 克，盐适量。

制作：把龙葵（干品）用清水浸透，洗干净，沥干水，备用。拣选新鲜苦瓜，切开边，去瓤，用清水洗干净，切厚块，备用。瓦煲内加入适量清水，先用武火煲至水沸，然后放入以上全部原料，等水再沸起，改用中火继续煲 1 小时左右，以盐调味，即可食用。

特点：具有清热解毒，利尿降压，祛湿止痒的功效。方中龙葵含龙葵碱、澳洲茄碱、澳洲茄边碱等多种生物碱，尚含有甾体皂苷、维生素等。适于口腔癌患者，尤其是舌癌患者，兼见舌部变厚、舌质变硬，或有糜烂、流涎臭积、疼痛难忍、烦躁失眠等症状。适用于宫颈癌、乳腺癌、肝癌、肺癌、食管癌、膀胱癌、癌性胸腹水等患者的辅助食疗。

（7）苦瓜茶叶饮

原料：鲜苦瓜 1 根，茶叶适量。

制作：把苦瓜洗净，剖开去瓤，装入茶叶，再接合，悬挂通风处晾干，每次 6 ～ 9 克水煎或开水冲泡，代茶饮。

特点：具有清热祛暑的功效。适用于鼻咽癌、舌癌、口腔癌、淋巴瘤和白血病患者饮用。

（8）马鞭草苦瓜煲猪腿

原料：马鞭草 40 克，生薏苡仁 80 克，苦瓜 500 克，猪肉 240 克，蜜枣

4个，盐适量。

　　制作：拣选新鲜苦瓜，切开边，去瓤，切块，洗干净，备用。马鞭草、生薏苡仁分别用清水浸透，洗干净，备用。猪肉、蜜枣分别用清水洗干净，备用。瓦煲内加入适量清水，先用武火煲至水沸，然后放入以上全部原料，等水再沸起，改用中火继续煲2小时左右，加入盐调味，即可食用。

　　特点：具有清热解毒，利尿祛湿，止带止痒的功效。适用于体湿热盛、皮肤生疮疖、小便黄赤、排尿不畅者，不论男女均可以用此汤食疗。也用于女性生殖系统癌症，症见带下赤白相杂、淋漓不断、味腥臭、小腹疼痛、下阴瘙痒、失眠多梦、小便黄赤，可用作药膳。方中马鞭草具有清热解毒，活血散瘀，利水消肿的功效。

15 南瓜

　　【营养成分】含有蛋白质、脂肪、膳食纤维、糖类、胡萝卜素、维生素A、维生素B$_1$、维生素B$_2$、烟酸、维生素C、维生素E、钾、钠等营养成分。种子含脂肪、蛋白质、脲酶、维生素A、维生素B、维生素C等。

　　【功效和作用】具有补脾暖胃，补中益气，消炎止痛，解毒杀虫的功效。南瓜肉具有润肺益气的功效。南瓜瓤可清热利湿，解毒拔毒。适用于烧伤、烫伤和弹片、异物入肉未出者；南瓜子是古今认为有效的驱绦虫剂（用南瓜子驱虫，其特点是没有毒性，不产生任何副作用。因此很适用于老人和儿童绦虫病和腹痛胀满等症。但以鲜品为好，陈者无效）。据报道，南瓜子还具有很好的杀灭血吸虫幼虫的作用，对蛲虫病、钩虫病等患者也均有明显的疗效。据研究，南瓜可以有效地防治糖尿病、高血压以及肝脏和肾脏的一些病变（因南瓜可促进胰岛素分泌）。此外，南瓜还能消除致癌物质——亚硝酸胺的突变作用，故有防癌功效，并能帮助肝、肾功能减弱患者增强肝肾细胞的再生能力。一般认为，南瓜熟食有补益和利水作用，凡久病气虚、脾胃虚弱，症见气短倦怠、食少腹胀、水肿尿少者宜用；南瓜生食有驱蛔虫作用，生南瓜捣汁频服，可解鸦片毒。民间还用桃南瓜（又名金瓜）治疗气管炎、哮喘等症。另有报道，日本盛行"南瓜热"，认为南瓜是"蔬菜之王"，不但适合不想肥胖的中青年食用，且被广大妇女称为"最佳美容食品"。其原因在于人们认为南瓜中维生素A含量胜过绿色蔬菜。癌症及肺脓疡、蛔虫病、少气懒言、食欲不振、肢体乏力患者作食谱。现代研究发现南瓜含有酶、黄素、钼及锌等防癌成分。南瓜含有能分解亚硝酸胺的酶，能完全消除亚硝酸胺的致突变作用。南瓜含黄素，经肠道细菌作用后能生成一种强力的抗癌物质。南瓜含有微量元素钼，可阻断亚硝酸胺的合成。南瓜子中微量元素锌含量颇丰富，同时脂肪酸占南瓜子总成分的37%。研究发现，每天坚持吃一把南瓜子，就可治疗初期前列腺肥大，可使第二期症状恢复至初期，对第三期者仍有效。这是因为南瓜子中的活性成分可消除前列腺初期的肿胀，同时还有预防前列腺癌的作用。

特别提醒

①多食则壅气生湿。②痞闷胀满者不宜。胃热患者宜少吃，即使健康人，一次也不要食用过多，否则会感腹胀气满。气滞中满及素患脚气者忌食。另有人认为，南瓜不可与羊肉共食。痈疽、痘疹、痢疾初起症亦忌之。

【食疗方】

（1）南瓜牛肉

原料：精牛肉250克，南瓜500克，葱、姜、盐、味精各适量。

制作：①把精牛肉洗净后切成小块，放入锅内，加葱、姜、盐、清水，武火烧沸，文火炖至六成熟。②把南瓜去皮切成小块，再加入牛肉中炖至肉熟，加味精即可。

特点：具有补脾胃，益气血，解毒化痰的功效。适于肺癌患者食用。

（2）南瓜蒂炭

原料：南瓜蒂、黄酒各适量。

制作：南瓜蒂烧炭存性研末，每次服2个，黄酒60克调和送下，早晚各服1次。能饮酒者加重酒量，伤口已经溃烂者，亦可外用香油调南瓜蒂灰外敷。

特点：具有化痰排脓，消痈止痛的功效。适于乳腺癌患者食用。

 16 大蒜

【营养成分】含有大蒜素、烯丙基、丙基和甲基组成的硫醚化合物。此外，还含大蒜苷、蛋白质、脂肪、糖类、维生素、粗纤维以及钙、磷、铁、硒、锗等物质。

【功效和作用】具有解毒散肿，避疫除邪，健胃化积，助阳利水，降逆止咳，杀虫止痒的功效。现代研究认为大蒜具有抗菌消炎，健目强壮，镇静的作用，对防治高血压、脑出血和动脉硬化有一定的疗效，还具有防癌的作用。用于流行性感冒、流行性脑膜炎、流行性乙型脑炎、细菌性痢疾、阿米巴痢疾、深部霉菌感染、大叶性肺炎、白喉、百日咳、肺结核、伤寒、副伤寒、黄疸型传染性肝炎、蛲虫病、钩虫病、高血脂、急性阑尾炎、滴虫性阴道炎、鼻咽部鳞状细胞癌、淋巴上皮癌、肺小细胞未分化癌、贲门鳞状细胞癌、胃腺癌、铅中毒、化脓性软组织感染、慢性化脓性中耳炎、沙眼、萎缩性鼻炎、

> **特别提醒**
>
> 大量食用，可减少胃液分泌；生食对口腔有明显刺激性。

牙质过敏、神经性皮炎等。

【食疗方】

（1）生大蒜

原料：生大蒜10克。

制作：每日服食生大蒜10克，忌空腹吃。

特点：具有温中健胃，消食理气的功效。用于防治胃癌。

（2）糖蒜茶

原料：大蒜9～25克，绿茶1.5克，红糖25克。

制作：大蒜去皮，捣成泥，和绿茶、红糖拌匀后加开水500毫升浸泡5

分钟，温饮。

特点：具有解毒杀虫，消肿利水，抗菌的功效。可复泡再饮，每日服 1 剂，防治胃癌。

（3）鲫鱼蒜

原料：鲫鱼 1 条，大蒜 1 头。

制作：鲫鱼去肠留鳞，大蒜切成片，填满鱼腹，用纸包泥封烧存性，研成细末。

特点：具有调胃，实肠，下气，通经活血的功效。每服 5 克，以米汤送下，每日 2～3 次。防治胃癌及适用于食管癌初期。

（4）蒜酒

原料：生大蒜 250 克浸酒（名酒或高粱酒两瓶半）。

制作：大蒜约浸酒 1 年，愈陈愈好。

特点：具有健胃止痢，杀菌消肿，散寒利水，解毒抗癌的功效。早晚空腹饮 1 小杯，防治胃癌。

（5）糖蒜

原料：鲜大蒜适量。

制作：将鲜大蒜洗净晾干。用糖水熬制花椒、草蔻、肉桂、大茴汤，备用。将腌缸刷净晾干，盛熬制糖水，放入晾干的大蒜（制前将大蒜用干净水浸 2～3 日，每日换水 2 次）置于凉处，1 周以后食用。

特点：具有健脾开胃，化积杀虫，解毒利咽的功效。用于鼻咽癌患者的食疗。

（6）大蒜浸米醋

原料：大蒜头、米醋各适量。

制作：大蒜头浸米醋半个月以上。

特点：具有收敛止泻，解毒杀虫的功效。每日食 1 次，每次 2～3 瓣，健康人服用可防肠癌，适于晚期肠癌有包块，伴有腹痛、腹泻、黏液血便者食用。

（7）蒜泥马齿苋

原料：大独蒜 30 克，鲜马齿苋 400 克，黑芝麻 10 克，白糖 10 克，盐 3 克，酱油 10 克，葱白 10 克，花椒粉 1 克，醋 5 克，味精 1 克。

制作：①马齿苋择去杂质老根，洗净，切成 5 ～ 6 厘米长段，用沸水烫透捞出沥干水，装在盘内待用。②大独蒜撕去表皮捣成蒜泥；黑芝麻洗干净，炒香研碎；葱白洗净切片待用。③将盘中马齿苋抖散，先用盐拌匀，加入蒜泥、白糖、酱油、醋、味精、花椒粉调料，撒上黑芝麻即成。

特点：具有清热解毒，消肿止血的功效。适于肠癌便血者食用。

（8）蒜头炒苋菜

原料：红苋菜 300 克，蒜头 1 个，植物油 25 克，盐适量。

制作：①红苋菜除去根、茎、老叶，洗净沥水。②蒜头 1 个，剥去外皮，洗净、切成片。③锅上火烧热，放植物油 25 克，熬一熬，投蒜片，起香后，投入红苋菜煸炒，菜热汤出时，放入盐适量，用中火烧沸煮 2 分钟，即可食用。

特点：具有清热解毒，抗菌杀虫，消肿散结的功效。用于子宫癌、甲状腺肿、血吸虫病、丝虫病的食疗。苋菜一向被视为补血佳蔬，有"长寿菜"之美称。

（9）蒜苗炒豆腐

原料：嫩豆腐 400 克，蒜苗 100 克，菜籽油、料酒、酱油、盐、白糖、湿淀粉、味精各适量。

制作：菜籽油烧热，入蒜苗段煸炒至软，加入豆腐块，边炒边加适量的料酒、酱油、盐、白糖，加水少许煮沸，湿淀粉勾薄芡，调入味精。

特点：豆腐性凉味甘，清热解毒，生津润燥，具有抗癌作用。青大蒜性温味辛，醒脾消食，含抗癌活性成分。此方补虚解毒，适于白血病及一切癌症患者食用。每日 1 次，连服 7 日。

 17 生姜

【营养成分】含有挥发油，主要成分为姜萜酮，还含有桉油精、柠檬酸醛、芳樟醇、龙脑、水芹烯等。还含有山奈酚、槲皮素及原花色素苷类等。

【功效和作用】具有发表散寒，回阳通脉，温中止呕，化痰止咳的功效。用于风寒感冒、胃寒呕吐、咳喘痰饮、腹胀泄泻的食疗，解半夏、天南星及鱼蟹鸟兽肉毒。现代研究发现有防癌作用，用于防治阳虚型肺癌、胃癌、淋巴肉瘤等。

特别提醒

阴虚燥热，胃肠热盛的人不宜多食；霉烂变质的生姜会产生有毒性的"黄樟素"，易诱发肝癌和食管癌。

【食疗方】

（1）生姜胡椒蒸鲫鱼

原料：生姜40克，黑胡椒12克，白豆蔻12克，生油少许，鲫鱼1条，盐少许。

制作：拣选新鲜鲫鱼1条（250克左右），剖洗干净，刮去鱼鳞、去鳃、去肠脏，洗净血污后抹干水，备用。白豆蔻去壳，取仁，研磨成粉末，备用。黑胡椒研磨成粉末，备用。生姜用清水洗干净，刮去姜皮，切成生姜丝，备用。将白豆蔻仁粉末、黑胡椒粉末、生姜丝、生油和盐少许拌匀，放入鲫鱼的腹腔内，摊放均匀。再将鲫鱼盛放于碟子上，淋上适量生油、隔水蒸熟，即可食用。

特点：具有健脾开胃，降逆止呕，养胃安胎的功效。日常佐膳食用，可增进食欲，尤其妇人怀孕之后，食欲不振，呕吐，胸脘满闷不适，可用此菜食疗。对食管癌饮食不下，反胃作吐亦可用此菜食疗。

（2）姜汁半夏怀山药粥

原料：生姜汁1小杯，法半夏20克，怀山药40克，黏米适量，盐少许。

制作：将黏米、怀山药用清水浸透，洗干净，备用。生姜刮皮洗净，榨取姜汁1小杯，备用。另将法半夏加入清水4饭碗，用中火煎存至1碗，去掉法半夏，备用。瓦煲内加入适量清水，先用武火煲至水沸，然后放入黏米、怀山药，等水再沸起，改用中火继续煲至黏米开花成稀粥，再放入生姜汁和法半夏水，稍沸，以少许盐调味，即可以食用。

特点：具有健脾益胃，降逆止呕的功效。适于食管癌长期饮食难下、泛吐清涎者食用。也适于妇女怀孕之后出现食欲不振、反胃、呕吐、胸脘满闷不适者服用。

（3）生姜菠萝心鸡

原料：香油、生姜、菠萝心各150克，米酒1碗，白公鸡1只。

制作：以上药物和白公鸡宰杀洗干净后一起加水5碗，在文火上将白公鸡煮熟。

特点：具有益气，健脾开胃，温肺解毒的功效。吃肉喝汤，适于肺癌患者食用。

（4）生姜鹅血蜂蜜

原料：生姜适量，鲜鹅血10毫升，蜂蜜10毫升。

制作：生姜捣烂，取汁30毫升，加鲜鹅血、蜂蜜，搅匀1次服。

特点：具有解毒消坚，开胃止呕，止痛的功效。每日3次，用于食管癌患者的辅助食疗。

（5）姜粥

原料：生姜10克，粳米60克，葱5克，盐适量。

制作：把姜洗净，切成碎米；葱洗净，切成段，备用。粳米洗净入锅，加入生姜米和适量水，武火煮沸后文火慢熬，待粥熟后，加入葱段和盐，稍煮片刻即成。

特点：具有散寒止呕，祛痰消食，抗癌延年的功效。热重之人、孕妇宜少食。

 18 银耳

银耳又名白木耳、白耳子，担子菌门真菌银耳的子实体。

【营养成分】含有蛋白质、糖类、脂肪、钙、磷、铁等。含有银耳酸性异多糖，能提高人体的免疫力，起抗衰老的作用。还含有木糖、炭藻糖、甘露糖、葡萄糖醛酸、银耳多糖、抗肿瘤多糖及多缩戊糖、麦角甾醇等。

【功效和作用】具有滋阴润肺，补肾益精，养胃生津的功效。还能降压降脂，补气和血，强心壮身，补脑提神，美容嫩肤，护肝抗癌，延年益寿等。不仅适于肺热咳嗽、肺燥干咳、妇女月经不调、胃炎、便秘、老年慢性支气管炎、肺源性心脏病、肝炎及癌症患者食用，而且也适于肺结核、病后虚弱、高血压、高脂血症及动脉硬化患者食用。本品滋补而不燥，生津而不腻，是营养强壮之食品，久服可益气充饥、轻身强志。可治疗肺虚肺燥、咳嗽咯血、喘息、鼻出血以及久病热病之后体虚气弱、口渴纳呆、虚热等。老年人常食有健身长寿之功，可为日常滋补佳羹。

特别提醒

大便泄泻者勿用；本品宜单用。

【食疗方】

（1）银耳冰糖

原料：银耳10克，冰糖30克。

制作：将银耳、冰糖加适量的水煎即可。

特点：汁甘味美，具有补脾益胃，滋阴润肺，生津止渴的功效。用于胃癌患者辅助食疗。

（2）炖银耳

原料：银耳20克。

制作：银耳加水炖服。

特点：脆香可口，具有滋阴补肾，通利二便，增强机体的免疫力，间接地抑制癌症发生的作用。每日1次，用于膀胱癌患者的辅助食疗。

 香菇

香菇又名香信、香蕈、香菌、香菰、冬菇、构菌、毛脚金钱菌、冻菌。

【营养成分】富含钙、磷、铁、维生素 B_1、维生素 B_2、维生素 B_{12} 和维生素 D、烟酸、香菇多糖、硒、海藻糖、戊聚糖、甲基戊聚糖等。还含香蕈太生、丁酸、组氨酸、谷氨酸、丙氨酸、亮氨酸等。

【功效和作用】具有益胃助食，托疹解毒，降胆固醇，防止动脉硬化，抗癌防癌的功效。适于脘腹胀满、食欲不振、肢体乏力、血虚、痘疹透发不畅者食用。现代适于慢性胃炎、消化不良、佝偻病、贫血等患者食用。

特别提醒

①腹胀胸闷者不宜食用。②疗病除疾宜长期食用。

【食疗方】

（1）长寿香菇鸭

原料：优质长寿面 50 克，鸭 600 克，熟煨火腿 25 克，香菇 40 克，优质怀山药 10 克，去皮生姜 5 克，胡椒子 10 粒，芫荽 1 棵，料酒 5 克，盐、味精各适量。

制作：①将鸭放沸水锅中，焯至半熟时捞出，用清水洗去血沫，斩成块，皮朝上放入瓷锅内。②把火腿切成厚片，香菇去蒂洗净，生姜用刀拍松，胡椒子拍裂，怀山药洗净。③将各种配料、作料放入盛有鸭块的瓷锅内，加入适量清水，上笼蒸烂。④将长寿面放沸水中煮熟捞出，放于蒸烂的鸭块中央，芫荽放在长寿面上即成。

特点：具有健脾和胃，滋阴，清虚劳热，补血生津，利水消肿的功效。适于胃癌、肠癌、宫颈癌患者食用，对身体虚弱、低热、食少、便秘、水肿、少尿的癌症患者最为适宜。

（2）香菇汁牛仔肉

原料：牛仔肉 2 块，香菇 4～6 个，甘笋丝约 1 汤匙，干葱 1 粒（切片），黑胡椒粉、淀粉、盐、食用油、生抽、老抽、料酒、糖、香油、牛肉上汤各适量。

制作：①将牛仔肉略冲净，抹干，用刀背略拍松，放入生抽 1/2 汤匙，黑胡椒粉、淀粉各少许，调味略腌。②浸软香菇，去蒂，洗净，沥干，切粗丝，待用。③烧热油少许，将牛仔肉煎至八九成熟，盛出，切块，排放上碟，保暖，候用。④另烧热油1.5汤匙，爆香干葱片，加入香菇丝略为爆炒，再加入料酒、牛肉上汤（或浸香菇水）1/2杯、生抽1汤匙、老抽1/2茶匙、糖1/8茶匙、香油、黑胡椒粉、甘笋丝煮匀，用淀粉勾薄芡，淋入牛仔肉面即成。

特点：味香可口，具有健脾和胃、益气血、强筋骨、防癌的功效。适于体质虚弱的癌症患者食用。

（3）香菇豆腐汤

原料：板豆腐2块，香菇5～6个，葱粒1汤匙，蒜茸豆瓣酱1汤匙，清水约2.5杯，盐、胡椒粉、食用油各适量。

制作：①将板豆腐略冲净，抹干，切块，即放入滚油内，炸至金黄酥脆捞起，吸干油，待用。②浸软香菇，去蒂，洗净，沥干水，留用。③烧热油约1/2汤匙，爆香蒜茸豆瓣酱，注入清水，煮至沸，放入香菇，煮片刻，至出味及汤浓。最后，加入脆豆腐，待再度沸起时，以适量盐及胡椒粉调味，即可盛起，并撒上葱粒，趁热食用。

特点：具有健脾和胃，清热解毒，生津润燥，防癌的功效。适用于健康人防癌、清热，也适用于癌症患者，尤其适于胃癌、肠癌患者食用。

（4）香菇枸杞叶

原料：枸杞叶250克，冬笋50克，香菇50克，白糖6克，盐3克，味精0.5克，食用油及猪油各30克。

制作：①将枸杞叶择洗干净，冬笋、香菇切成细丝，待用。②将炒锅置武火上烧热，放入食用油及猪油，待油温升至七成热时，把冬笋丝、香菇丝放入锅内，略炒后随即将枸杞叶倒入，煸炒颠翻几下，加入盐、味精、白糖略翻几下，起锅装盘即成。

特点：具有养血清热，宁神益智，化痰，防癌的功效。用于癌症患者，尤适于胃癌、食管癌、宫颈癌患者食用。

（5）香菇雪耳煲猪胰

原料：猪胰2条，猪瘦肉60克，香菇15克，雪耳9克。

制作：将香菇洗净；雪耳浸开洗净，摘小朵；猪胰、猪瘦肉洗净，切片。把香菇、雪耳放入锅内，加清水适量，武火煮沸后，文火煮20分钟，放猪胰、猪瘦肉，再煮沸，调味即可。

特点：适用于肺癌属肺肾阴亏、阴虚内热者，症见咽干口燥、干咳或咳痰带血、潮热气短、心烦失眠等。若肺癌属寒湿内盛，见咯痰清稀量多者不宜饮用本汤。

（6）田七香菇鸡

原料：田七10克，香菇5克，仔母鸡1只（约250克），大枣10个，香油、盐各适量，生姜3片，葱白适量。

制作：将田七切成薄片；香菇泡温水发开，去蒂切细；仔母鸡宰后去内脏洗净；将大枣洗净去核。把以上食物和作料放入鸡腹内，然后隔水蒸熟食用。

特点：具有补气养血，活血化瘀，防癌的功效。适于癌症患者气虚血少，癌症手术后或放疗后体虚并有瘀积内聚，舌质紫暗者食用。

（7）牛蒡香菇

原料：牛蒡菜150克，香菇50克，牛肉100克，竹笋50克，菜籽油、盐、味精各适量。

制作：牛蒡菜洗净切段，牛肉洗净切丝，竹笋、香菇泡发洗净切丝。锅中放菜籽油烧热，下牛肉丝略炒，加牛蒡菜、香菇丝、竹笋丝及盐、味精，炒熟即成。

特点：牛蒡菜性平味甘，治乳痈金疮、头风痛。现代研究证实牛蒡菜中含有抗癌活性成分。香菇性平味甘，滋阴润肺，活血益气，健脾胃。竹笋性寒味甘，益气力，利水道。竹笋所含多糖体有抗癌防癌功效。牛肉性温味甘，补脾胃，益气血，有一定的抗癌作用。适于宫颈癌患者食用。每日1次，连服7日。

 猴头菇

猴头菇又名刺猬菌、猴头蘑。

【营养成分】含有多糖类、海藻糖、戊聚糖、甲基戊聚糖、多肽类、硒。

【功效和作用】具有健脾益胃，助消化，提高免疫力，抑制癌细胞的功效。适于食欲不振的消化道癌症患者食用。猴头菇含硒、多糖类、多肽类，有较强抑制癌细胞，改善症状，缩小肿块，提高免疫功能的作用。

特别提醒

本品宜用干品；便溏泄泻者，尤其是有便血者宜配伍其他药对症使用。

【食疗方】

（1）猴头菇豆腐

原料：鲜猴头菇（或水发干猴头菇）100克，豆腐200克，木耳、香菇、菠菜各20克，鸡蛋1个，盐、味精、葱、姜、料酒、食用油、淀粉各适量。

制作：①把猴头菇洗净切片，加盐、味精，煨腌入味，拖糊后水汆，捞出。②锅内加油烧热，用葱、姜爆锅，倒入猴头菇片，翻炒后勾芡，炒熟后上盘。③将豆腐抹碎成泥，加干淀粉。把木耳、香菇、菠菜剁碎加盐、味精制成素馅，用豆腐泥将馅包好，做成小球，放油锅内炸，再用小火加汤炖5分钟，捞出放在猴头菇周围即成。

特点：具有健脾开胃，助消化，提高免疫力，抗癌的功效。适宜食欲不振的消化道癌症患者食用。对早期胃癌有一定治疗作用。

（2）猴头菇炖竹丝鸡

原料：鲜猴头菇180克，竹丝鸡1只（约500克），大枣5个，生姜2片，盐、味精各适量。

制作：①将鲜猴头菇洗净，切厚片；大枣去核，生姜洗净；竹丝鸡去毛、肠脏、脚爪，洗净，斩块。②把全部原料一齐放入炖盅内，加开水适量，炖盅加盖，文火隔开水炖2小时即可。

特点：具有健脾养血，滋补肝肾的功效。适用于消化系统癌症属体质虚弱者，其他癌症放疗期间及治疗后体质虚弱、肝肾阴亏者，症见乏力、食少神疲、口干渴饮等。癌症属湿热毒盛者不宜饮用此炖品。

（3）猴头菇白术煲猪肉

原料：猴头菇80克，冬瓜250克，田螺300克，白术120克，猪瘦肉120克，陈皮适量，生姜1片，盐适量。

制作：将猴头菇用清水浸透洗干净，切片，备用。冬瓜用清水洗干净，保留冬瓜皮、瓤和仁，备用。拣选活田螺，用清水浸养24小时，并勤换清水以去掉田螺排出的泥污，再将田螺的尾部打破，备用。白术、猪瘦肉和陈皮分别用清水洗干净，备用。去皮姜切1片，备用。瓦煲内加入适量清水，先用武火煲至水滚，然后放入以上全部原料，候水再沸起，改用中火继续煲3小时左右，以盐调味，即可以食用。

特点：具有清肝解毒，健脾开胃，利尿消肿的功效。适用于肝癌患者的食疗。

 平菇

平菇又名北风菌、蚝菌。

【营养成分】每100克干平菇含蛋白质20～23克，而且氨基酸齐全，人体8种必需的氨基酸含量都较高。

【功效和作用】对肝炎、胃溃疡、十二指肠溃疡、慢性胃炎、软骨病和高血压都有一定疗效。对降低血压和胆固醇、预防尿道结石、防癌、调节妇女更年期综合征，增强体质都有好处。本品补中兼清，益气不燥，有醒脾开胃，补肺之功。凡热病之后，体倦乏力、口干纳差、咳嗽痰多、胸膈闷满者可选用。本品还有抗菌透疹、抗癌解毒的作用，凡肺炎、伤寒、癌症、肠炎、结核、麻疹透发不快、传染性肝炎、白细胞减少症等可作为辅助治疗。常人食之有健脾开胃，补益强身的功效。

特别提醒

食用本品，须忌烟酒；做菜蔬时，要少加盐，味淡则更鲜美。

【食疗方】

（1）平菇炒鸡蛋

原料：鲜平菇 100 克，鸡蛋 1 个，食用油、盐、葱丝、味精各适量。

制作：鲜平菇洗净切片，用沸水略焯捞出；锅中将油烧热，入葱丝、平菇煸炒，打入鸡蛋翻炒，加盐、味精出锅即成。

特点：鲜平菇性微温味甘，抗癌作用较强。鸡蛋味甘，蛋清性微寒，润肺养阴，解毒止痛行瘀，蛋黄性微温，补益气血，熄风安神。所含光黄素和光色素可明显抑制癌细胞的生长。适于消化系统癌症患者食用。日常菜肴，随意食用。

（2）平菇什锦饭

原料：鲜平菇 250 克，胡萝卜 1 根，芜菁 50 克，肉丝 25 克，大米 500 克，葱花 10 克，酱油 15 克，盐 5 克。

制作：将鲜平菇、胡萝卜、芜菁洗净切成丝，连同洗净肉丝及大米拌匀置锅中，加入酱油、葱花、盐及适量的水，焖煮至米熟即成。

特点：此方能开胃抗癌，适于消化系统癌症食用。每日 1 次，连服 30 日。

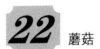

22 蘑菇

【营养成分】蘑菇干粉的蛋白质含量高达 42% 以上，且人体消化吸收率很高，可达 88%。必需氨基酸含量占氨基酸总量的 38.3%。除常见的氨基酸外，尚有许多稀有氨基酸，如高丝氨酸、刀豆氨酸、高胱氨酸、B- 氨基异丁酸等。还含有许多核苷酸、钙、磷、铁、硒、铬、镁、钼、钾、海藻糖、戊聚糖、甲基戊聚糖、多种维生素等。

【功效和作用】具有补益脾胃，益阴养肝，降血脂，降血糖，降血压，调节新陈代谢，抗菌，抗癌，提高人体免疫力，开胃，理气，化痰，解毒，透发麻疹的功效。

特别提醒

　　采集野生蘑菇时，要特别注意鉴别毒蘑菇，一般外形邪恶，颜色鲜艳且有黏液质的蘑菇常有毒，不得误食。

【食疗方】

（1）蘑菇汤

　　原料：鲜蘑菇适量，豆腐或火腿数片，油、盐各适量。

　　制作：取鲜蘑菇配以豆腐或火腿，加水同煮，熟后酌加油、盐调味。

　　特点：味美宜人，具有健脾益胃，养阴益肝的功效。每次服食半碗，每日2次。适于癌症患者食用。

（2）蘑菇粥

　　原料：鲜蘑菇、粳米、油、盐、白糖或红糖各适量。

　　制作：取鲜蘑菇洗净捣碎，和粳米同煮粥，熟后略加油、盐调味，或加白糖、红糖佐食。

　　特点：具有补脾开胃，益气清心，润燥化痰的功效。每次1小碗，每日3次。适于癌症患者的辅助食疗。

（3）蘑菇散

　　原料：干蘑菇3～6克。

　　制作：取干蘑菇焙干研末。每次以糖开水送服一半，每日2次。

　　特点：具有健脾开胃，益气活血的功效。饭前服用，作为癌症患者的辅助食疗。此外，以蘑菇做菜佐饭，常食亦可收效。